实用临床护理规范

白　冰　崔文霞　王桂云　褚海霞　邱丽纯　闫真真◎主编

四川科学技术出版社

图书在版编目（CIP）数据

实用临床护理规范 / 白冰等主编 .-- 成都：四川科学技术出版社，2024.9.--ISBN 978-7-5727-1515-0

I.R47

中国国家版本馆 CIP 数据核字第 2024BD2488 号

实用临床护理规范

SHIYONG LINCHUANG HULI GUIFAN

主　　编　白　冰　崔文霞　王桂云　褚海霞　邱丽纯　闫真真
出 品 人　程佳月
责任编辑　税萌成
助理编辑　翟博洋
选题策划　鄢孟君
封面设计　星辰创意
责任出版　欧晓春
出版发行　四川科学技术出版社
　　　　　成都市锦江区三色路 238 号　邮政编码　610023
　　　　　官方微信公众号　sckjcbs
　　　　　传真　028-86361756
成品尺寸　185 mm × 260 mm
印　　张　7.5
字　　数　150 千
印　　刷　三河市嵩川印刷有限公司
版　　次　2024 年 9 月第 1 版
印　　次　2024 年 12 月第 1 次印刷
定　　价　62.00 元

ISBN 978-7-5727-1515-0

邮　　购：成都市锦江区三色路 238 号新华之星 A 座 25 层　邮政编码：610023
电　　话：028-86361770

编委会

主　编　白　冰　崔文霞　王桂云

　　　　　褚海霞　邱丽纯　闫真真

副主编　董杨婷　谢群燕　杨　艳

编　委　任春珍　易秀梅

前　言

护理工作在我国医疗卫生事业的发展中发挥着重要作用，广大护理工作者在协助医生临床诊疗、救治患者生命、促进患者康复、减轻患者疼痛，以及增进医患关系和谐方面肩负着重要的使命。由于现代医学科学技术的不断发展、诊疗技术的不断更新，临床上对于护理人员护理技术的要求也在不断提高。护理工作是将理论知识和操作技能运用于护理实践，以患者为中心，针对疾病等健康问题导致的患者在生理功能、形体、心理状态等方面的异常变化，采取相应的科学护理对策，帮助患者解除痛苦和不适，使其处于最佳身心状态，促进其恢复健康，满足其生理、心理和社会需要的工作。临床护理工作是医疗卫生工作的重要组成部分，护理工作质量直接关系到患者的生命健康和安全，关系到人民群众对医疗卫生服务的满意程度，影响着国家卫生行业和医疗机构的公众形象。护理技术操作流程和质量标准是实施护理工作规范化和标准化的基础，是保障护理工作质量的先决条件。简而言之，21世纪的护理学是集自然科学、医学科学、社会与人文科学等为一体的综合性应用科学。现在的护理理念要求护理人员把人看作是个体与心理、社会环境相互联系的统一体，用整体性思维开展护理工作。

本书依次介绍了出入院护理规范、生命体征的评估与护理规范、饮食护理规范、清洁护理规范、排泄护理规范的相关内容，侧重介绍护理操作流程及要点说明，以帮助护理人员理解和掌握。本书操作均按照操作说明、操作用物、操作流程、健康教育进行编写，条理清晰，重点突出，对护理人员有较好的指导作用。

全书结构清晰，实用性强，具有较高的临床指导价值，既可为临床护理人员提供一定的帮助，也可作为相关人员的培训及考核指导参考教材，还可作为各类护理院校在校护生和临床实习护生的学习参考用书。

CONTENTS 目录

第一章　出入院护理规范

第一节　患者床单位的准备

铺床是为了保持床单位的整洁，满足治疗、护理活动的需要，使患者感觉舒适。铺好的病床应符合舒适、安全、实用、耐用的要求。床上用物要定期更换。对于备用床、暂空床、麻醉床、卧床患者，均有相应的铺床法。

一、患者床单位的构成

患者床单位是指医疗机构提供给患者使用的家具和设备，它是患者住院期间休息、睡眠、饮食、排泄、活动与治疗的最基本的生活单位。患者床单位的固定构成有：床、床上用品［床垫、床褥、枕芯、棉胎或毛毯、大单、被套、枕套、医用护理垫（需要时）］、床旁桌、床旁椅及床上桌，另外床头墙壁上有照明灯、呼叫装置、供氧和负压吸引管道等设施。患者床单位的设备及管理要以患者的舒适、安全和有利于患者康复为前提。

（一）床

床是病室的主要设备，卧床患者的休息、活动、运动、治疗和护理等都在病床上进行。病床一定要符合舒适、安全、实用、耐用的原则。其主要的要求和特点如下。

1. 病床高度能升降

一般病床长 2 m，宽 0.9 m，高 0.5 m。高度能升降的病床可满足不同医护人员操作的需要。同时，降低病床高度又能方便患者上、下床，从而保证了患者的安全。

2. 床头、床尾可抬高

床头、床尾或膝下支架可分别摇起，能根据患者的舒适度及病情需要调节床面高低和角度。

3. 便于移动

病床四脚应安装脚轮，方便移动，节省医护人员体力；同时脚轮旁应装有固定器，根据需要可随时固定。

4. 加设床栏

病床两侧加设活动床栏，可预防老人、小孩、意识不清的患者发生坠床，保证患者的安全。

（二）床上用品

1. 床垫

长、宽与床同规格，厚约 10 cm。垫芯多选用棕丝、棉花、木棉、马鬃或海绵，包布多选用牢固的布料制作。由于患者大多数时间卧于床上，床垫宜偏硬，以免承受重力较多的部位凹陷。

2. 床褥

铺于床垫上，长、宽与床垫规格相同。一般选用棉花做褥芯，吸水性强，并可防止床单滑动。

3. 枕芯

长 0.6 m，宽 0.4 m，内可装木棉、人造棉、蒲绒或羽绒等。

4. 棉胎

长 2.3 m，宽 1.6 m，多选用棉花胎，也可选用人造棉或羽绒。

5. 大单

长 2.5 m，宽 1.8 m，选用棉布制作。

6. 被套

长 2.5 m，宽 1.7 m，选用棉布制作，尾端开口处有系带。

7. 枕套

长 0.65 m，宽 0.45 m，选用棉布制作。

8. 橡胶单

长 0.85 m，宽 0.65 m，两端各加棉布 0.4 m，主体选用橡胶制作。

9. 中单

长 1.7 m，宽 0.85 m，选用棉布制作。

（三）床旁桌

放置在床头一侧，用于摆放患者日常所需的物品或护理用具等。

（四）床旁椅

每个患者床单位应至少有一把床旁椅，供患者、探视者或医护人员使用。

（五）床上桌

供患者在床上进食、写字、阅读之用，也可用于暂时放置医护人员所需的清洁物品。不需要使用时可收起，以节省空间。

（六）床头墙壁上的装置

1. 床头灯

用于患者阅读或医护人员治疗、护理时的照明。

2. 呼叫装置

用于患者需要帮助时发出求援信息。因此，呼叫装置的使用方法应在患者入院时介绍，按钮或拉绳必须放在患者方便触及处。

3. 供氧、负压吸引等设备

在患者需要时使用。

二、铺床法

（一）备用床

1. 目的

保持病室整洁、美观；准备接收新患者。

2. 评估

床上用品清洁、配套，符合季节要求。

病床、床垫及床旁设施完好。

3. 操作前准备

护士准备：着装整洁，洗手、戴口罩。

环境准备：安静整洁，病室内无人接受治疗、进餐或休息。

用物准备：床、床垫、大单、被套、棉胎或毛毯（“S”形折叠）、枕套、枕芯。用物折叠正确，按使用顺序放置。

4. 护理操作

以被套式为例，被套式的操作步骤及具体操作要求见表 1–1。

表 1–1　被套式的操作步骤及具体操作要求

操作步骤	具体操作要求
移开桌椅	向左侧移开床旁桌，离床约 20 cm，移床旁椅至床尾正中，离床约 15 cm，留出空间便于操作
放置用物	将铺床用物按操作顺序放于治疗车上，推至患者床旁。有脚轮的床，固定脚轮闸，必要时调整床的高度，移开床旁椅放于床尾处。自下而上将枕芯、棉胎、床褥摆放于椅面上
检查床垫	检查床垫或根据需要翻转床垫，紧靠床头，避免床垫局部经常受压而凹陷
铺好大单	打开大单：护士站在床的右侧，将大单置于床垫上，向床头、床尾依次打开，正面向上，大单中线和床中线对齐 铺床头角：右手托起床垫一角，左手过床头中线将大单包折于床垫下；包折床角 做角：斜角法，在距床头约 30 cm 处，向上提起大单边缘，使其同床沿垂直，呈直角三角形，以床沿为界，先将下半三角平整地塞于床垫下，再将上半三角翻下塞于床垫下；直角法，同斜角法，先将下半三角塞于床垫下，然后将上半三角底边直角部分拉出，拉出部分再塞于床垫下 铺床尾角：左手托起床垫一角，右手过床头中线将大单包折于床垫下；同铺床头角法包折床角 铺床中部：两手将大单中部边缘拉紧，平塞于床垫下 铺好对侧：转至对侧（左侧），同法铺好大单

续表

操作步骤	具体操作要求
铺棉被	打开被套：被套置于大单上，被套封口端平床头，依次打开，正面向上，中线对齐，被套开口朝向床尾 铺展棉胎：将被套尾端开口打开，上层被套向上翻转约 1/3；将棉胎放入开口处，底边与被套开口边缘平齐；捏住棉胎上缘中点，拉至被套头端，对好被套和棉胎上角，向两侧展开棉胎，平铺于被套内，至床尾逐层拉平被套和棉胎折成被筒；盖被上端与床头平齐，边缘向内反折与床沿平齐，被尾反折至齐床尾，转至对侧（右侧）同法铺好另一侧盖被
套上枕套	于床尾椅上将枕芯塞入枕套内，拍松枕头，使枕套四角充实；枕头平放于床头盖被上，枕套开口侧背门
移回桌椅	依次将床旁桌、床旁椅放回原处，保持病室整齐
洗手	按七步洗手法洗手

5. 评价

铺好的病床应符合舒适、安全、实用、耐用的原则。

大单中线应与床中线对齐，四角包紧，平整、紧扎。

盖被头端充实，盖被平整，两边内折对称。

枕头四角应充实、平整，开口背门。

操作应省时、省力。

病室及患者单位环境应整洁、美观。

6. 注意事项

病室内有患者进餐、治疗或休息时应暂停铺床。

操作时动作应轻稳，避免尘埃飞扬。

操作中应正确运用节力原则：①用物放置合理，避免多次走动；②使用肘部力量，动作平稳有序、连续进行；③铺床时，保持上身直立，双脚分开，两膝关节稍屈曲，确保身体平稳。

避免交叉感染，操作前、后要洗手。

（二）暂空床

1. 目的

保持病室整洁，供新入院患者或暂时离床活动的患者使用。

2. 评估

评估患者是否具有暂时离床活动的能力。

3. 操作前准备

护士准备：着装整洁，洗手、戴口罩。

环境准备：安静整洁，病室内无人接受治疗、进餐或休息。

用物准备：大单、被套、棉胎、枕芯、枕套，必要时备橡胶单和中单（或一次性中单）。

4. 护理操作

备用床改暂空床，铺好棉被后，在右侧床头，将备用床的盖被上端向内折，然后扇形三折于床尾，并使之平齐。其余步骤同备用床铺床法。

5. 评价

同备用床。

用物应符合患者病情需要。

应保证患者上、下床方便。

6. 注意事项

同备用床。

7. 健康教育

向患者说明铺暂空床的目的。

指导患者安全上、下床的方法。

（三）麻醉床

1. 目的

便于接收和护理麻醉手术后的患者。

避免床上用物被污染，便于更换。

使患者安全、舒适，预防并发症。

2. 评估

评估患者的病情、诊断、手术名称及麻醉方式。

保持床单位设施、呼叫系统、氧气装置、负压装置完好。

3. 操作前准备

护士准备：着装整洁，洗手、戴口罩。

环境准备：安静整洁，病室内无人接受治疗、进餐或休息。

用物准备：①床上用物，大单、医用护理垫两块、被套、棉胎、枕套、枕芯。用物折叠正确，按使用顺序放置。②麻醉护理盘，无菌治疗巾内放置开口器、拉舌钳、牙垫、通气导管、治疗碗、氧气导管或鼻塞管、吸痰导管、棉签、压舌板、平镊、纱布；治疗巾外放置手电筒、心电监护仪（血压计和听诊器）、治疗巾、弯盘、胶布、护理记录单、笔。

其他：输液架，必要时备胃肠减压器、吸痰装置、给氧装置等。

4. 护理操作

麻醉床的操作步骤及具体操作要求见表 1-2。

表 1-2　麻醉床的操作步骤及具体操作要求

操作步骤	具体操作要求
移开桌椅	移开床旁桌，离床约 20 cm，移床旁椅至床尾正中，离床约 15 cm
放置用物	将铺床用物放在治疗车上，推至患者床旁，将用物放置在床尾椅上

续表

操作步骤	具体操作要求
检查床垫	检查或根据需要翻转床垫，紧靠床头，避免床垫局部经常受压而凹陷
铺医用护理垫	按备用床法铺近侧大单。在距床头 45 ~ 50 cm 处铺第一张医用护理垫，中线与床中线对齐，在床头铺第二张医用护理垫，两者边缘下垂部分一起平整地塞入床垫下，第二张医用护理垫上缘与床头平齐，下端压住前一张医用护理垫，两者边缘再平整地塞于床垫下（下肢手术者可将第一张医用护理垫铺于床尾），以保护床褥，防止呕吐物、分泌物或伤口渗液污染病床；转至对侧，依次铺好大单、医用护理垫
铺棉被	按备用床法套好被套。盖被头端距床头 15 cm，两侧按备用床方法折好，被尾整齐地内折置于床垫上，与床尾平齐，再将盖被纵向扇形三折于背门一侧，外侧齐床缘，便于将术后患者由平车移至床上
套上枕套	按备用床的方法套好枕套，将枕头横立于床头，防止患者因躁动撞伤头部，枕套开口侧背门
移回桌椅	床旁桌移回原处，床旁椅移至三折被同侧，便于将患者移至床上
放麻醉盘	放于床旁桌上，以备需要时及时取用
准备其他用物	其他用物按需妥善放置
洗手	按七步洗手法洗手

5. 评价

同备用床。

物品应准备齐全，术后患者能得到妥善护理和必要的抢救。

6. 注意事项

同备用床。

7. 健康教育

向陪伴家属解释术后去枕平卧的目的、方法、时间以及其他注意事项。

三、卧床患者更换床单

（一）目的

保持病床平整，保持患者清洁、感觉舒适，病室整洁美观。

预防压疮等并发症的发生。

（二）准备

1. 患者评估及准备

①评估，患者的病情、心理状况、运动情况及配合能力等。②解释，向患者及家属解释更换床单的目的、基本过程、注意事项及配合技巧。③检查患者背部、臀部及骶尾部，观察受压部位皮肤有无发红、硬结、破损、感染等情况。

判断此时操作是否适宜。

2. 环境准备

①必要时用屏风或床帘遮挡患者。②同病室无人进行治疗或进餐。③酌情关闭门窗，保持合适的室温。

3. 用物准备

治疗车上层：被套、枕套、医用护理垫、大单。按便于操作原则折叠，按使用先后顺序摆放好。

治疗车中层：卫生纸，治疗盘（盘内有 50% 乙醇或按摩膏、擦手巾、弯盘、手套），床刷和刷套。

治疗车下层：医疗垃圾桶。

4. 护士准备

衣帽整洁、修剪指甲、洗手、戴口罩。

（三）操作流程

核对、解释：携用物至患者床尾，核对患者床号、姓名，查对手腕带，并与患者沟通，以取得患者的配合。

移开床旁桌 20 cm、床旁椅移至床尾，避免操作时碰撞。

放平床尾、床头支架，调整床铺至合适的工作高度，并询问患者的感觉。

换床单：护士向患者解释并取得配合，移患者至对侧。①松开近侧大单、医用护理垫，将医用护理垫卷于患者身下，再将大单卷起塞入患者身下，扫净床褥上渣屑。②将清洁大单中线对齐，对侧一半平卷好塞入患者身下，近侧一半依铺大单法铺好。③铺医用护理垫，将对侧医用护理垫的半幅卷起塞入患者身下，近侧半幅铺平并将床沿部分塞入床垫下。④协助患者侧卧或平卧于铺好的一边，转至对侧松开各单，将污医用护理垫卷放于床尾，再将污大单卷至床尾，放于车旁污物袋内，扫尽床褥上渣屑，依次将大单、医用护理垫各层铺好。⑤协助患者卧于床中央舒适的卧位，并询问患者的感觉。

换被套：解开污染被套，将棉被在污被套内竖折三折再按扇形横折三折于床尾或护理车上；将清洁被套正面在外铺于污物被套上，然后将棉被套入清洁被套内，对好上端两角，整理床头盖被，将清洁被套往下拉平；将被盖上缘压在枕下或由患者双手握住，从床头至床尾将污被套撤出放入污物袋内，系好被套系带，叠成被筒，为患者盖好，尾端余下部分塞于床垫下。

更换枕套：向患者解释。①一手托起患者头颈部，一手取出枕头。②更换枕套，拍松。③将枕头开口端背门置于患者头下。

移回床旁桌、床旁椅。

安置患者，根据患者病情，摇高床头和膝下支架。酌情开窗，拉开床帘。

（四）操作后处理

与患者交流，并根据患者情况进行健康教育。

洗手、摘口罩。

按相关要求处理用物。

记录翻身按摩时间。

第二节　变换卧位法

一、协助患者移向床头

（一）目的

帮助滑向床尾而自己不能移动的患者移向床头，使患者舒适安全。

（二）操作前准备

1. 患者评估及准备

评估患者年龄、目前健康状况、配合翻身的能力、病情及治疗要求、体重、肢体活动状况。

检查患者身体有无伤口、引流管、骨折固定及皮肤受压情况。

2. 环境准备

床单位整洁，保持合适的室温、光线充足、安静。

3. 用物准备

根据患者病情准备好枕头等物品。

4. 护士准备

衣帽整洁、修剪指甲、洗手、戴口罩，视患者情况决定护士人数。

（三）操作流程

协助患者移向床头的具体护理操作见表 1–3。

表 1–3　协助患者移向床头的具体护理操作

操作步骤	操作说明	操作要点
核对、解释	核对患者床号、姓名，查看手腕带，并与患者沟通，以取得患者的配合	确认患者，避免差错
固定病床	固定脚轮闸	保证患者安全
整理导管及装置	将各种导管及输液装置安置妥当，必要时将盖被折叠至床尾或一侧	避免导管脱落、折叠、受压；视患者病情放平床头，避免撞伤患者，枕头横立于床头

续表

操作步骤	操作说明	操作要点
移动患者	一人协助患者移向床头法：协助患者仰卧屈膝，双手握住床头栏杆；护士靠近床侧，两腿适当分开，一手稳住患者双脚，一手托住患者臀部，同时嘱患者两脚蹬床面，挺身上移至床头；将枕头移回，安置舒适卧位	适用于体重较轻的患者；注意遵循节力、安全原则，减少患者与床之间的摩擦力，避免组织受伤
	两人协助患者移向床头法：协助患者仰卧屈膝；两位护士分别站在床的两侧，交叉托住患者的颈肩部及臀部，同时抬起患者移向床头。也可两位护士站在床的同侧，一人托住颈肩、腰部，另一人托住臀部、腘窝部，同法移向床头；移回枕头，安置舒适卧位	适用于体重较重或病情较重的患者 协助患者翻身时，不可拖拉，防止皮肤擦伤 两人为患者翻身时，动作要协调一致，用力要平稳 患者的头部应予以支持

（四）操作后处理

放回枕头，整理床单位，洗手。

二、协助患者翻身侧卧

（一）目的

协助不能起床的患者更换卧位，为其增加舒适感。

预防并发症，如压疮、坠积性肺炎。

适应治疗和护理的需要。

（二）操作前准备

1. 患者评估及准备

评估患者年龄、目前健康状况、配合翻身的能力、病情及治疗要求、体重、肢体活动状况。检查患者身体有无伤口、引流管、骨折固定及皮肤受压情况。

2. 环境准备

床单位整洁，保持合适的室温、光线充足、安静。

3. 用物准备

根据患者病情准备好枕头、床档。

4. 护士准备

衣帽整洁、修剪指甲、洗手、熟悉操作方法，视患者情况决定护士人数。

（三）操作流程

协助患者翻身侧卧的具体护理操作见表 1–4。

表 1-4　协助患者翻身侧卧的具体护理操作

操作步骤	操作说明	操作要点
核对、解释	核对床号、姓名，向患者和家属解释操作的目的、方法及有关注意事项	确认患者，避免差错
固定	固定床脚轮	保证患者安全
安置	将各种导管及输液装置安置妥当，必要时将盖被折叠至床尾或一侧	防止翻身时引起导管连接处脱落或扭曲受压
协助仰卧	协助卧位患者仰卧，两手放于腹部，两腿屈曲	
翻身	一人协助患者翻身侧卧法：先将患者双下肢移向靠近护士侧的床沿，再将患者肩、腰、臀移向护士一侧，协助或嘱患者屈膝；护士一手托患者肩部，一手托其膝部，轻推患者转向对侧，使其背向护士	适用于体重较轻的患者 不可拖拉，以免擦破皮肤
	两人协助患者翻身侧卧法：两位护士站在床的同侧，一人托住患者的颈肩部及腰部，另一人托住臀部及腘窝部，两人同时抬起患者移向近侧；两位护士分别扶住患者肩、腰、臀及膝部，同时轻轻将患者翻转向对侧	适用于体重较重或病情较重的患者 翻身时，注意借力，让患者尽量靠近护士 两人协助翻身时，注意动作协调一致、轻稳
舒适安全	按侧卧位要求，分别在患者背部、胸部、两膝间放置软枕，使其舒适，必要时使用床档	扩大支撑面，确保患者卧位稳定、安全
检查安置	检查并安置患者肢体各关节处于功能位置；各种管道保持通畅	促进舒适，预防关节挛缩
记录交班	记录翻身时间及皮肤情况	根据病情及皮肤受压的情况，确定翻身时间，做好交接班

（四）操作后处理

整理床单位，洗手。

（五）注意事项

为手术后患者翻身时，应检查敷料是否脱落，如分泌物浸湿敷料，应先更换敷料再翻身；颅脑手术后，头部翻转过度可引起脑疝，故只能向健侧侧卧或平卧；颈椎骨折行颅骨牵引者，翻身时不可放松牵引；石膏固定和伤口较大的患者，翻身时应将患处放于适当位置，防止受压。

三、轴线翻身法

（一）目的

协助颅骨牵引、脊椎损伤、脊椎手术、髋关节术后的患者在床上翻身。

保持脊椎平直，预防脊椎再损伤。

预防压疮，增加患者舒适度。

（二）操作前准备

1. 患者评估及准备

核对医嘱，包括患者床号、姓名，查看腕带，评估患者的病情、心理状况、肢体活动能力、年龄、体重、有无约束；观察患者损伤部位、伤口情况和管路、骨折、牵引情况。

向患者解释翻身的目的、基本过程、注意事项及配合技巧。

2. 环境准备

酌情关闭门窗、屏风或围帘遮挡患者。保持合适的室温，光线充足。

3. 用物准备

按需要准备软枕头 3 个。

4. 护士准备

衣帽整洁、修剪指甲、洗手。

（三）操作流程

轴线翻身法的具体护理操作见表 1–5。

表 1–5　轴线翻身法的具体护理操作

操作步骤	操作说明	操作要点
核对、解释	携用物至患者床旁，核对患者床号、姓名，查看手腕带，并与患者沟通以取得患者配合	
取卧位	患者取仰卧位	
翻身	二人协助患者轴线翻身法 移动患者：两名护士站在病床同侧，小心地将大单置于患者身下，分别抓紧靠近患者肩、腰背、髋部、大腿等处的大单，将患者拉至近侧，拉起床挡 安置体位：护士绕至对侧，将患者近侧手臂置在头侧，远侧手臂置于胸前，两膝间放一软枕 协助侧卧：护士双脚前后分开，两人双手分别抓紧患者肩、腰背、髋部、大腿等处的远侧大单，由其中一名护士发口令，两人动作一致地将患者整个身体以圆滚轴式翻转至侧卧	适用于脊椎受损或脊柱手术后患者改变卧位； 翻转时勿让患者身体扭曲，以免脊柱错位
翻身	三人轴线翻身法 移动患者，一位护士固定患者头部，沿纵轴向上略加牵引，使头、颈随躯干一起缓慢移动；两位护士站于病床同侧，其中一位双手分别置于患者肩、背部，另一位护士双手分别置于患者腰、臀部，使头、颈、肩、腰、髋保持在同一水平线，一人喊口号，三人同时将患者缓慢移至护士同侧床旁，转至侧卧位	适用于颈椎损伤的患者 侧卧位角度不超过 60°，避免由于脊柱负重增大而引起关节骨折
	检查背部皮肤，必要时进行背部护理	
放置软枕	一软枕放于患者背部，支持身体；一软枕垫于患者双手之间，一软枕垫于两膝之间，双腿自然屈曲，检查并安置患者的肢体、关节处于功能位置，保持头部牵引，垫好枕头	有牵引的患者翻身时注意保持牵引的有效性，不能放松牵引

续表

操作步骤	操作说明	操作要点
观察	密切观察患者反应并及时询问患者有无不适	

（四）操作后处理

使患者舒适并整理床单位，保持床单位清洁、平整和干燥，被尾部不压至床垫下。

拉起护栏，床归原位，固定。

使用后的软枕取下枕套，集中送洗。

洗手，记录翻身时间、患者背部皮肤情况及患者反应，根据病情及局部受压情况确定翻身间隔时间。

第三节　运送患者法

不能行走或行动不便的患者在入院、出院、接受检查或治疗、下床活动时，需要护士使用运送工具辅助其活动。护士应根据患者的病情选用不同的运送工具，如平车、轮椅等。在运送患者过程中，护士应将人体力学原理正确地运用到操作中，以保证患者的安全、舒适，同时减轻自身疲劳和损伤，提高工作效率。

一、轮椅运送法

（一）目的

护送不能行走但能坐起的患者入院、出院、检查、治疗或室外活动。

帮助患者下床活动，促进其血液循环和体力恢复。

（二）评估

患者的体重、意识状态、病变部位与躯体活动能力。

患者对轮椅运送法的认识、心理状态和配合程度。

轮椅各部件的性能是否处于完好状态。

（三）操作前准备

护士准备：着装整洁，修剪指甲，洗手、戴口罩。

环境准备：环境整洁、宽敞、明亮，地面平坦无障碍物。

用物准备：轮椅，根据患者需要准备软枕、毛毯、别针。

（四）实施

轮椅运送法操作步骤及具体操作要求见表 1-6。

表 1-6　轮椅运送法操作步骤及具体操作要求

操作步骤	具体操作要求
检查、核对、解释	检查轮椅性能；将轮椅推至患者床旁，核对患者姓名、床号、腕带，并做解释
放置轮椅	椅面朝向床头，椅背与床尾平齐，车闸制动，翻起脚踏板
患者准备	扶患者坐起，协助其穿着衣物后坐于床边，并嘱其用手撑住床面以维持姿势，协助患者穿好鞋子。观察、询问患者有无不适，注意患者保暖
协助患者坐入轮椅	护士站在轮椅背后，固定轮椅，嘱患者扶住轮椅扶手，坐于轮椅中部并向后靠；对不能自行下床的患者，护士面对患者双脚分开站立，嘱患者将双手置于护士肩上，护士双手环抱患者腰部协助其下床，告知患者扶住轮椅扶手，转身坐入轮椅中或由护士环抱患者，协助坐入轮椅中。翻下脚踏板，将患者双脚置于脚踏板上。寒冷时可铺毛毯于轮椅上包裹患者以保暖；下肢水肿、溃疡或关节疼痛者，可在脚踏板上垫以软枕，抬高双脚。帮助患者扣好安全带
整理床位	整理床单位成暂空床
推行轮椅	嘱患者尽量向后靠，不可前倾、自行站起或下轮椅；打开车闸，推患者至目的地；推行中注意观察患者有无不适，下坡时应减速并嘱患者抓紧扶手；过门槛时翘起前轮，避免过大震动
协助患者下轮椅	将轮椅推至床尾，制动车闸，翻起踏板；扶患者下轮椅，坐于床沿；对于不能自行站立者，护士面对患者两脚前后分开，屈髋、屈膝，环抱患者腰部协助站立并坐回床沿；脱去鞋子和保暖外衣
安置患者	协助患者取舒适卧位，盖好盖被，整理床单位
用物处理	轮椅放回原处
洗手	按七步洗手法洗手

（五）评价

运送过程中，患者应安全、无不适。

护患应保持良好沟通，使患者主动配合。

操作应省力、协调。

（六）注意事项

护士应经常检查轮椅性能，使其处于完好的备用状态。

寒冷季节应注意患者保暖。

推轮椅速度要慢，特别是下坡和经过障碍物时，确保患者安全、舒适。

操作中，护士要正确运用人体力学原理。

（七）健康教育

向患者解释运送过程、配合方法及注意事项。

告知患者运送过程中如有不适，及时向护士说明，防止意外发生。

二、平车运送法

（一）目的

运送不能起床的患者入院、检查、治疗、手术或转运。

（二）评估

患者的体重、病情、病变部位与躯体活动能力。

患者对平车运送法的认识、心理状态和配合程度。

平车性能是否处于完好状态。

（三）准备

护士准备：着装整洁，修剪指甲，洗手、戴口罩。

环境准备：环境整洁、宽敞、明亮，地面平坦无障碍物。

用物准备：平车（各组件功能完好，上置橡胶单和大单包好的垫子）、枕头、盖被。如为骨折患者，平车上垫木板；如为腰椎、颈椎骨折或病情较重的患者，应备帆布中单。

（四）实施

具体内容见表 1–7 平车运送法的操作步骤及具体操作要求。

表 1–7　平车运送法的操作步骤及具体操作要求

操作步骤	具体操作要求
检查、核对、解释	检查平车性能；将平车推至患者床旁，核对患者床号、姓名腕带，并作解释
安置导管	安置患者身上导管（输液管、引流管等），妥善固定，避免导管脱落、受压或液体逆流
搬运患者	挪动法（适用于病情允许且能配合者）：移开床旁桌，椅，松开盖被；推平车与床平行，大轮端靠床头，车闸制动；协助患者按上半身、臀部、下肢的顺序依次向平车挪动，患者头部卧于大轮端。自平车移回床上时，先协助患者移动下半身，再移动上半身。 一人搬运法（适用于病情允许，体重较轻者）：平车大轮端靠近床尾，平车与床成钝角，车闸制动；松开盖被，协助穿上衣服；护士一手自患者腋下伸入对侧肩外侧，另一手伸至对侧臀下，嘱患者双臂交叉环抱操作者颈部，然后操作者抱起患者，置于平车中央 二人搬运法（适用于病情较轻，但自己不能活动者）：平车放置，同一人搬运法；嘱患者双手交叉胸前，护士甲、乙 2 人立于同侧床边，甲一手托住患者头、颈、肩部，另一手托住腰部；乙一手托住臀部，另一手托住膝部，合力抬起患者，放于平车中央；搬运时注意使患者身体向操作者倾斜 三人搬运法（适用于病情较轻，但自己不能活动且体重较重者）：平车放置，同一人搬运法；患者双手交叉胸前，护士甲、乙、丙 3 人立于同侧床边，甲一手托住患者头、颈、肩部，另一手托住胸背部；乙一手托住腰部，另一手托住臀部；丙一手托住膝部，另一手置于小腿处；合力抬起患者，放于平车中央 四人搬运法（适用于颈椎、腰椎骨折患者或病情较重者）：平车放置，同挪动法。护士甲立于床头，乙立于床尾，丙、丁 2 人分别立于平车一侧及病床对侧。将帆布中单铺于患者身下；护士甲托住患者头、颈、肩部，乙托住两腿，丙、丁分别紧紧抓住帆布中单的 4 个角，合力同时抬起向平车移动，放于平车中央

续表

操作步骤	具体操作要求
整理床位	根据病情协助患者取合适体位，盖好盖被，整理床单位，铺暂空床
护送患者	护送患者至目的地
安置患者	移动患者至床上，躺卧舒适，盖好盖被，整理床单位
用物处理	平车至原处放置，便于他人使用；车上污染被褥送被服间处理
洗手	按七步洗手法洗手

（五）评价

患者应安全、舒适、无损伤发生。

护患沟通应达到预期效果。

护士操作省力，患者配合协调。

（六）注意事项

搬运时动作应轻稳、协调一致，确保患者安全、舒适。

操作中应遵循节力原则，如搬运时尽量使患者身体向操作者倾斜、缩短搬运距离。

操作过程中要注意：①患者头部卧于平车大轮端，因大轮转动次数少，可减少颠簸。②对于颈椎损伤或怀疑颈椎损伤者，搬运时要保持头部处于中立位，并沿身体纵轴向上略加牵引，运送时头颈两侧加以固定。③推行时，平车小轮端在前，转弯灵活；车速适宜，不可过快；上、下坡时，使患者头部处于高位，以免引起不适。④运送中，护士应位于患者头侧，注意观察病情变化；应将颅脑损伤、颌面部外伤以及昏迷患者的头偏向一侧。⑤注意保暖，对于有导管者，需妥善固定管道并保持通畅。⑥进出门时应先将门打开，避免用车撞门。

（七）健康教育

向患者解释运送过程、配合方法及注意事项。

告知患者运送过程中如有不适，及时向护士说明，防止意外发生。

第四节　出院护理

患者经过住院期间的诊疗、护理，病情好转、稳定、痊愈需出院或患者不接受医生建议而自动离院时，护士应遵照主管医生的出院医嘱，对患者进行一系列的出院护理工作，包括出院前护理、出院当日护理、出院后护理三部分。

一、出院前护理

（一）通知患者和家属

护士根据医嘱，将出院日期通知患者及家属，指导患者或家属做好出院准备及办理出院手续。自动出院的患者应在出院医嘱上注明“自动出院”,并要求患者或家属签字认可。同时应注意患者的情绪或心理变化，特别是病情无明显好转、转院、自动离院的患者，护士可以有针对性地进行安慰与鼓励，增强患者康复信心，以减轻患者因离开医院所产生的恐惧与焦虑。

（二）出院健康教育

根据患者病情进行出院指导，如指导患者出院后的心理调适、饮食、用药、康复锻炼、复诊时间及注意事项等。必要时为患者提供书面资料，便于患者或家属掌握有关的护理知识、技能和护理要求。

（三）征求意见

诚恳听取患者住院期间对医院医疗、护理等各项工作的意见和建议，以便改进工作，不断提高医疗护理质量。

二、出院当日护理

（一）执行出院医嘱

用红色笔在体温单的相应时间栏内纵向填写出院时间。

停止一切治疗和护理，撤销大、小治疗牌。

撤去患者床头卡、护士站的住院患者一览表中的卡片。

患者出院后需继续用药者，护士凭医嘱处方及时从药房领取出院药品，交给患者或家属，并详细指导用药方法。

填写出院患者登记本。

（二）协助患者整理用物

护理人员应协助患者及家属清理用物，归还患者寄存的物品，同时收回患者住院期间所借的物品，并消毒处理。

三、出院后护理

当患者办理了出院手续，离开病室后方可进行床单位处理，避免在患者未离开病室时撤去被服从而给患者造成心理上的不舒适。

（一）处理出院患者床单位

撤去病床上的污被服，放入污物袋中，由洗衣房收回，根据出院患者疾病种类决定清洗、消毒方法。

床垫、床褥、棉胎、枕芯等用紫外线灯管照射消毒或臭氧机消毒，也可置于日光下暴晒 6 h 消毒。

床及床旁桌椅用消毒液擦拭，非一次性使用的痰杯、脸盆需用消毒液浸泡。

病室开窗通风。

传染病患者的床单位及病室，需按传染病终末消毒法处理。

铺好备用床，准备接收新患者。

（二）出院病历的整理

顺序为住院病历首页、住院证、出院或死亡记录、入院记录、病史及体格检查、病程记录、会诊记录、各种检查及检验报告单、护理记录单、医嘱单、体温单，按要求整理病历后交病案室保存。

第二章　生命体征的评估与护理规范

生命体征是体温、脉搏、呼吸及血压的总称，是机体内在活动的客观反映，也是衡量机体状况正常与否的重要指标。正常情况下，生命体征在一定范围内相对稳定，在病理情况下，其变化较为敏感。护理人员可通过认真评估来判断患者的病情轻重和危急程度。正确掌握生命体征的评估及护理是临床护理工作的重要内容之一。

第一节　体温的评估与护理

人体的体温分为体核温度与体表温度两部分。机体深部组织的温度称为体核温度，机体表层部分的温度称为体表温度，即皮肤温度。临床上所说的体温是指机体深部组织的平均温度。体核温度是相对稳定的，各部位之间的温度差异很小。其中肝脏在全身各器官中温度最高，为38℃左右。体温易受环境温度的影响，且与局部血流量有密切的关系。由于机体深部组织的温度特别是血液温度不易测量，所以临床通常用直肠、口腔和腋窝部位的温度来代表体温。相对恒定的体温，是机体正常进行新陈代谢和生命活动的必要条件。

一、正常体温及生理性变化

（一）体温的形成

体温是由营养物质糖、脂肪、蛋白质在体内氧化分解过程中释放的能量而产生的，其中50%以上的能量直接转化为热量，主要用于维持体温，其余部分以化学能的形式储存于三磷酸腺苷（ATP）等高能化合物的高能磷酸键中，供机体完成各种生理活动。

（二）体温的生理变动

1. 正常体温

直肠、口腔和腋窝这三种不同部位的温度中，直肠温度（即肛温）最接近人体深部温度，而日常护理工作中于口腔、腋窝测量温度更为方便。成人正常体温的范围及平均值见表2–1。

表 2-1　成人体温正常范围及平均值

部位	正常范围	平均值
腋温	36.0 ~ 37.0℃（96.8 ~ 98.6 ℉）	36.5℃（97.7 ℉）
口温	36.3 ~ 37.2℃（97.3 ~ 99.0 ℉）	37.0℃（98.6 ℉）
肛温	36.5 ~ 37.7℃（97.7 ~ 99.9 ℉）	37.5℃（99.5 ℉）

温度可用摄氏温度（℃）或华氏温度（℉）来表示。换算公式如下：

℉ =℃ ×9/5+32

℃ =（℉ −32）×5/9

2. 生理变动

在生理情况下，体温可随昼夜、年龄、性别、肌肉活动等因素而有变动，但变动幅度一般不超过 1℃。

（1）昼夜变化

体温在一天中会有周期性的波动，如在清晨 2—6 时最低，午后 2—6 时最高，这种现象称为体温昼夜节律。昼夜节律是由一种内在的生物节律所决定的，主要受下丘脑视交叉上核的控制。

（2）性别的影响

在相同状态下，男性和女性体温略有差别，成年女性的体温平均比男性高 0.3℃。基础体温是指在基础状态下的体温，通常在早晨起床前测定。女性的基础体温随月经周期而变动，在卵泡期体温较低，排卵日最低，排卵后升高 0.3 ~ 0.6℃。排卵后体温升高为黄体分泌的孕激素水平周期性变化所致。

（3）年龄的影响

儿童和青少年的体温较高，而老年人因基础代谢率低，体温偏低。新生儿，特别是早产儿，由于其体温调节功能的发育还不完善，调节体温的能力差，体温易受环境因素的影响而变动，因此对婴幼儿应加强保温护理。

（4）肌肉活动的影响

肌肉活动时代谢增强，产热量增加，可使体温升高。临床上测量体温应让患者先安静一段时间后再进行，测量小儿体温时应防止小儿哭闹。

（5）药物作用

麻醉药物可抑制体温调节中枢，使体温调节发生障碍，并扩张血管，导致散热增加，因此要注意对术中、术后患者保暖；有些药物则可通过抑制汗腺分泌而使体温升高。

（6）其他

情绪激动、精神紧张、进食等情况对体温也会产生影响，所以测定体温时，应予充分考虑。

（三）机体的产热与散热

1. 产热过程

（1）主要产热器官

体内的热量是由三大营养物质在组织细胞中进行分解代谢时产生的，其中对体温影响较大的主要产热器官是肝脏和骨骼肌。机体在安静时主要由内脏产热，其中肝脏的代谢最旺盛，产热量最高。当机体进行运动或劳动时，骨骼肌则成为主要的产热器官。当剧烈运动时，骨骼肌的产热量占机体总产热量的 90% 左右。新生儿还有棕色脂肪组织参与非战栗产热。

（2）产热的形式

机体有多种产热形式，如基础代谢产热、骨骼肌运动产热、食物的特殊动力效应产热、战栗产热和非战栗产热。通常，机体的产热量大部分来自全身各组织器官的基础代谢。机体安静时在寒冷环境中主要依靠战栗产热和加强非战栗产热增加产热量。

（3）产热活动的调节

体液因素和神经因素参与产热活动的调节。

2. 散热部位

人体主要散热部位是皮肤。小部分体热随呼出气、尿、粪等排泄物排出体外。

3. 散热方式

（1）辐射散热

此为一个物体表面以红外线的形式将体热传给另一个不与它接触的物体表面的一种散热方式。在 21℃的环境中，人体约有 60% 的热量通过辐射方式发散。辐射散热量的多少主要取决于皮肤与周围环境之间的温度差，此外，还取决于机体的有效散热面积。

（2）传导散热

此为机体的热量直接传给与之接触的温度较低物体的散热方式。这种散热方式取决于皮肤温度与接触物体之间的温度差、接触面积以及与皮肤接触物体的导热性能。由于水的比热容较大，导热性能较好，临床护理中常利用水的热传导作用进行局部加温处理，或利用冰帽、冰袋等给高热患者降温。

（3）对流散热

此为一种通过气体或液体流动进行热量交换的散热方式。对流散热除取决于皮肤与周围环境之间的温度差和机体的有效散热面积外，还受气体或液体的流动速度的影响较大。

（4）蒸发散热

此为一种水分从体表气化时吸收热量而散发的散热方式。当环境温度等于或高于体表温度时，蒸发将成为唯一有效的散热方式。

（四）体温的调节

人体体温的相对恒定有赖于自主性体温调节和行为性体温调节两种基本方式。

自主性体温调节是在体温调节中枢的控制下，通过增减皮肤的血管口径、促进汗腺分泌或驱动骨骼肌战栗等生理调节反应，维持产热和散热过程的动态平衡，使体温保持相对稳定的水平。行为性体温调节是指有意识的调节机体热平衡的活动。下文主要介绍自主性体温调节。

1. 温度感受器

（1）外周温度感受器

外周温度感受器是存在于皮肤、黏膜和内脏中对温度变化敏感的游离神经末梢。外周温度感受器在皮肤呈点状分布，冷感受器较多，是热感受器的 5 ～ 11 倍。

（2）中枢温度感受器

中枢温度感受器是指存在于中枢神经系统内的对温度变化敏感的神经元，主要分布于下丘脑、脑干网状结构和脊髓等处。其中，热敏神经元和冷敏神经元随着局部温度升高或降低增加或减少发放冲动的频率。

2. 体温调节中枢

从脊髓到大脑皮质的整个中枢神经系统中都存在参与调节体温的神经元。调节体温的中枢主要位于下丘脑。视前区－下丘脑前部（PO/AH）是体温调节中枢整合机构的中心部位。

3. 体温调定点学说

该学说认为，体温调节中枢按照设定温度进行体温调节。当体温与调定点的水平一致时，机体的产热与散热取得平衡；当体温高于调定点的水平时，中枢的调节活动会使产热活动降低，散热活动加强；当体温稍低于调定点水平时，产热活动加强，散热活动降低，直到体温回到调定点水平。

二、异常体温的评估及护理

异常体温的评估及护理包括体温过高的评估及护理和体温过低的评估及护理。

（一）体温过高

1. 概念

体温过高是指机体体温升高超过正常范围。病理性体温升高包括发热和过热。发热指机体在致热原作用下，使体温调节中枢的调定点上移而引起的调节性体温升高。发热的病因甚多，根据致热原的性质和来源不同，可分为感染性发热和非感染性发热两大类。感染性发热多见，一般由各种病原体如病毒、细菌、支原体、立克次体、螺旋体、真菌、寄生虫等引起。非感染性发热一般由无菌性坏死物质吸收、抗原－抗体反应等引起。过热又称非调节性体温升高，为体温调节障碍，或散热障碍及产热器官功能异常等引起的体温升高，体温调节中枢不能将体温控制在与调定点相适应的水平上，调定点并未发生改变，因此是被动性体温升高，如体温调节中枢损伤、环境高温所致的中暑、甲状腺功能亢进等。

2. 临床分度

以口腔温度为标准,发热可分为: ①低热,37.3 ~ 38.0℃(99.1 ~ 100.4 ℉)。②中热,38.1 ~ 39.0℃(100.6 ~ 102.2 ℉)。③高热,39.1 ~ 41.0℃(102.4 ~ 105.8 ℉)。④超高热,41.0℃以上(105.8 ℉以上)。

3. 发热过程

(1)体温上升期

其特点是产热大于散热。患者主要表现为畏寒、皮肤苍白、无汗,可出现寒战。该期体温上升有骤升和缓升两种方式。体温在数小时内迅速升至高峰称为骤升,见于肺炎球菌肺炎、疟疾、败血症、急性肾盂肾炎等;体温逐渐上升,在数天内升至高峰称为缓升,见于伤寒、结核病等。

(2)高热持续期

其特点是产热和散热在较高水平上保持相对平衡,体温上升至高峰后维持在较高状态。患者主要表现为面色潮红、皮肤灼热、口唇干燥、呼吸深快、脉搏加快、头痛头晕、食欲缺乏、全身不适、软弱无力,进入高热持续期后患者开始出汗并逐渐增多等。

(3)退热期

其特点是散热增加而产热趋于正常,体温调节水平恢复至正常。患者主要表现为大量出汗、皮肤潮湿。退热有骤退和渐退两种方式,骤退常见于疟疾、急性肾盂肾炎、输液反应等,骤退时体温急剧下降,大量出汗,导致体液丧失,年老体弱和心血管患者易出现血压下降、脉搏细速、四肢厥冷等虚脱或休克现象,应严密观察并及时给予处理;渐退常见于伤寒等,渐退时体温逐渐下降,2 ~ 3 d 恢复正常。

4. 常见热型及临床意义

热型是发热时绘制于体温单上的体温曲线型态。不同病因所致发热可有不同的热型,加强观察有助于疾病的诊断与护理。常见热型包括以下几种。

(1)稽留热

体温持续在 39 ~ 40℃,达数天或数周,24 h 内波动范围不超过 1℃。可见于大叶性肺炎、伤寒等。

(2)弛张热

体温在 39℃以上,24 h 内波动范围超过 2℃,体温最低时仍在正常水平以上。常见于败血症、风湿热、化脓性疾病、重症肺结核等。

(3)间歇热

体温短时间内骤然升高至 39℃以上,持续数小时或更长,又骤降至正常,无热期可持续 1 d 至数天,即高热期和无热期交替出现。可见于疟疾、急性肾盂肾炎等。

(4)波状热

体温渐升达 39℃或以上,持续数天后又渐降至正常水平;数天后体温又渐升,如此反复多次。见于布鲁氏菌病、结缔组织病、肿瘤等。

（5）不规则热

发热无一定规律。可见于结核病、支气管肺炎、流行性感冒等。

5. 护理措施及依据

（1）休息

高热患者需卧床休息，采取舒适的体位，减少机体的消耗。为患者提供安静舒适的环境，室温在 20 ～ 24℃、湿度 55% ～ 60%，并经常通风换气。患者宜穿透气、棉质衣服，出汗过多时应及时更换衣裤，畏寒、寒战者注意保暖。

（2）降低体温

根据病情可采用物理降温或药物降温。物理降温有局部和全身冷疗。患者体温超过 39℃时可用局部冷疗，如使用冰袋、化学制冷袋、冰帽冷敷等。患者体温超过 39.5℃时可用全身冷疗，如采用温水拭浴、乙醇拭浴等达到降温的目的。必要时，遵照医嘱给予药物降温，注意药物剂量，尤其对于老年体弱的患者，应防止退热时大量出汗引起虚脱或休克。采取降温措施 30 min 后应测量体温，并做好记录和交班。

（3）观察病情

观察生命体征，定时测体温，一般每日测量 4 次，高热患者每 4 h 测量一次，待体温恢复正常 3 d 后，改为每日 1 ～ 2 次。同时注意患者呼吸、脉搏、血压的变化，以及发热类型、程度等内容。密切观察发热的伴随症状，是否出现谵语、幻觉等意识改变，是否出现食欲下降、恶心、呕吐，淋巴结肿大，出血，肝、脾增大，结膜充血，关节肿痛等表现。还要观察治疗效果，注意不良反应的预防，做好各种检验标本的采集及送检。

（4）补充营养及水分

鼓励患者进食高能量、高维生素、营养丰富、易消化的半流质饮食或软食，补充机体基本需要和因发热所造成的额外消耗。指导患者摄取足量的水分以防止脱水，每日摄入量以 3 000 mL 为宜，必要时按医嘱给予静脉输液，维持水和电解质平衡。

（5）加强临床护理

保持患者口腔卫生。发热时机体抵抗力下降，唾液分泌减少，口腔黏膜干燥，有利于病原体生长、繁殖，易发生口腔溃疡和炎症。护士应协助患者在晨起、餐后及睡前漱口，保持口腔清洁。对出汗较多的高热患者，应及时擦干汗液，及时更换衣裤和床单，保持皮肤清洁、干燥。长期持续高热卧床患者，注意定时更换体位，防止压疮等并发症发生。

（6）心理护理

高热患者会出现紧张、焦虑、不安、恐惧等心理反应，护士应经常巡视并解答患者的不同问题，尽量满足患者的需要，给予精神安慰，缓解其紧张情绪。

（二）体温过低

1. 概念

体温过低指体温低于正常范围。常见于：①早产儿、重度营养不良及极度衰竭的患者。②长时间暴露在低温环境中，机体散热过多、过快的患者。③颅脑外伤、脊髓受损、重症疾病、药物中毒等使体温调节中枢受损的患者。

2. 临床分度

轻度：32.1 ~ 35.0℃（89.8 ~ 95.0 ℉）；中度：30.0 ~ 32.0℃（86.0 ~ 89.6 ℉）；重度：＜30.0℃（86.0 ℉）；致死温度：23.0 ~ 25.0℃（73.4 ~ 77.0 ℉）。

3. 临床表现

体温下降；皮肤苍白、冰冷；呼吸、脉搏减慢；血压下降；感觉迟钝、意识障碍，嗜睡甚至昏迷。

4. 护理措施

（1）保暖措施

维持室温在 22 ~ 24℃，可用毛毯、棉被、热水袋、热饮等提高患者机体温度。

（2）加强观察病情

观察生命体征，加强体温监测，每小时测量体温一次，直至体温恢复正常并平稳。同时严密观察呼吸、脉搏、血压的变化，随时做好抢救准备工作。

（3）病因治疗

积极去除引起体温过低的病因。

三、体温计的种类与构造

本部分主要介绍体温计的种类与构造及测量体温的方法。

（一）玻璃体温计

玻璃体温计又称水银体温计，分为口表、肛表和腋表三种。体温计上部是一根玻璃管，下端是一个玻璃球。在球里和管的下端装有纯净的水银，管上标有 35 ~ 42℃的刻度，每个小格代表 0.1℃。口表和腋表的球部较细长，有助于测温时扩大接触面；肛表的球部较粗短，可防止插入直肠时折断或损伤直肠。体温计的构造很特殊，在玻璃球和细管相接的地方，有一段很细的缩口。当体温计离开人体后，水银变冷收缩，水银柱就在缩口处断开，上面的水银退不回来，所以体温计离开人体后还能继续显示人的体温。

（二）电子体温计

电子体温计具有读数直观，使用方便，灵敏度高等特点。电子体温计目前主要有硬质棒式和软质棒式体温计两种，前者普遍适用于家庭，可采用腋窝测量和口腔测量方式；后者前端可任意弯曲，多方位、无死角，适合各部位的测量，一般可采用口腔、腋下、肛门三种测量法。此外，还有针对婴幼儿的生理特点而精心设计制造的婴儿奶嘴式电子体温计。其部件设计全部采用圆滑弧线，曲率依据婴儿口型设计，硅胶奶嘴内含温度传感器。

四、测量体温的方法

（一）目的

①判断体温有无异常。②动态监测体温变化，分析热型及观察伴随症状。③为诊断、治疗、康复、护理提供依据。

（二）操作前准备

1. 评估及解释

评估患者的病情、意识、治疗、心理状况及配合情况；解释说明，向患者及家属解释测体温的目的、方法、注意事项及配合要点。

2. 患者准备

测温前 20 ~ 30 min 患者不应有剧烈运动，进食过冷、过热食物，灌肠等影响测温的活动，否则，应 30 min 后再进行测温。患者处于舒适体位，保持情绪稳定。

3. 护士准备

衣帽整洁，洗手，戴口罩。

4. 用物准备

治疗盘内备两个容器（一容器用于放置清洁干净的体温计，一容器用于放置使用后的体温计）、消毒液、纱布、记录本、笔及秒表；测肛温时，另备润滑油、棉签、卫生纸。

5. 环境准备

安静、室温适宜。

（三）实施

测量体温的具体护理操作见表 2–2。

表 2–2　体温测量的具体护理操作

操作步骤	操作说明	操作要点
核对、解释	核对患者床号、姓名，解释目的、配合注意事项	清点用物，检查体温计是否完整，水银柱是否在 35℃以下
测量方法	口温测量 部位：舌下热窝 方法：口表水银端斜放入舌下热窝，闭口含住口表，用鼻呼吸 时间：3 min	舌下热窝是口腔温度最高的部位，由舌动脉供血，在舌系带两侧，左右各一 嘱咐患者勿用牙咬体温计，以免发生危险 保证测量的准确
	腋温测量 部位：腋窝正中 方法：腋表水银端放入腋窝处 时间：10 min	擦干汗液 指导患者夹紧体温计，紧贴皮肤，屈肘过胸 保证测量的准确

续表

操作步骤	操作说明	操作要点
测量方法	肛温测量 体位：侧卧、俯卧或屈膝仰卧位 方法：润滑肛表水银端轻轻插入肛门 3 ~ 4 cm；婴幼儿可取仰卧位，护士一手握住婴儿双踝，提起双腿，另一手将已润滑的肛表插入肛门，并扶持固定肛表 时间：3 min	侧卧、俯卧或屈膝仰卧位便于暴露测量部位，有利测量，需适当遮挡 保证测量的准确
取表读数	取出体温计，用消毒纱布擦拭；读取体温表上的数值后，将使用后的体温表置于容器中	若测肛温，先用卫生纸擦净患者肛门；若体温与患者病情不符，重新测量，异常时及时处理
协助	协助患者穿衣裤，取舒适体位	关爱患者
整理、消毒	洗手，记录；体温计消毒清洗，擦干后放入清洁容器中	备用
绘制或录入体温单	绘制体温单或录入体温数值	注明测定的部位

（四）注意事项

①测量体温前，需清点体温计数量，并检查体温计是否完好。②正确选择测量部位，掌握正确测量体温的方法。③口温测量的禁忌证为精神异常、婴幼儿、昏迷、口腔疾病、口鼻手术、张口呼吸及不能合作者。进食、冷热饮后、面部冷热敷后，应间隔 30 min 后测量口温。④腋温测量的禁忌证为腋下出汗多，腋部有创伤、手术、炎症，肩关节损伤或过度消瘦夹不紧体温计患者。腋下冰袋冷敷、乙醇拭浴后，应间隔 30 min 后测量腋温。⑤肛温测量的禁忌证为腹泻、直肠或肛门手术、心肌梗死患者。心肌梗死患者不宜测肛温，以免刺激肛门引起迷走神经反射，导致心动过缓。另外，坐浴、灌肠后，间隔 30 min 后再测量肛温。⑥测口温时，若患者不慎咬碎体温计，应立即清除玻璃碎屑以免损伤唇、舌、口腔、食道和胃肠道黏膜，然后口服牛奶或蛋清，以延缓汞的吸收。若病情许可，可服粗纤维食物，促进汞的排出。⑦严格做好体温计的清洁、消毒工作，防止交叉感染的发生。

五、体温计的消毒与检测

（一）体温计消毒法

为防止交叉感染，使用后的体温计应进行消毒处理，浸泡常用的消毒液有 70% 乙醇溶液、含氯的消毒剂等。

1. 玻璃体温计消毒法

口表、腋表使用后，先浸泡在消毒液中，5 min 后取出，用清水冲净、擦干，再放入另一消毒液中，浸泡 30 min 后取出，用清水冲净、擦干，最后将水银柱甩至 35℃以下，存放于清洁盒内备用；肛表使用后，先用消毒纱布擦净，再按上述方法单独进行消毒。

2. 电子体温计消毒法

根据电子感温探头部分制作材料性质选择合适的消毒方法，如浸泡法、熏蒸法等。

（二）体温计检测法

为保证体温计测量的准确性，对于正在使用的体温计（包括新使用的玻璃体温计），应定期检测，具体方法如下：先将全部玻璃体温计的水银柱甩至 35℃以下，再同时放入已测好的 40℃的水中，3 min 后取出检查。若误差在 0.2℃以上、玻璃水银柱出现断裂或水银柱自行下降，则不能再使用。合格体温计擦干，放入清洁容器内备用。

第二节　脉搏的评估与护理

在每个心动周期中，动脉血压发生周期性的波动，这种周期性的压力变化可引起动脉血管产生有节律的搏动，称为动脉脉搏，简称脉搏。

一、正常脉搏及生理性变化

（一）脉搏的产生

心脏窦房结发出兴奋冲动，使心脏收缩，血液射入主动脉，引起主动脉内压力增高，使血管壁迅速扩张；当心脏舒张，主动脉内压力降低，使主动脉管壁又弹性回缩，这种动脉管壁随心脏的收缩和舒张而出现周期性的起伏搏动，便形成了动脉脉搏。

（二）脉搏的生理变动

1. 脉率

脉率指每分钟脉搏的次数。正常成人的脉率为 60 ~ 100 次 /min，正常情况下，脉搏与心率是一致的，脉搏微弱的患者可以测心率代替脉率。脉率受很多生理因素的影响，可在一定范围内波动。

脉率的主要影响因素如下。

（1）性别

正常成人在安静状态下，女性脉率比男性脉率稍快。

（2）年龄

年龄越小，脉率越快，出生不足 1 个月婴儿平均脉率为 120 次 /min，随年龄的增长而逐渐减低，65 岁以上老年人脉率较慢，平均为 75 次 /min。

（3）体型

体表面积越大，脉搏越慢，身材高大者常比矮小者的脉率慢。

（4）情绪和运动

运动、兴奋、恐惧、焦虑、愤怒时脉率增快；休息、睡眠时脉率减慢。

（5）其他

进食、使用兴奋药物、咖啡、浓茶能使脉率增快；使用镇静药物、禁食能使脉率减慢。

2. 脉律

脉律指脉搏的节律，能反映左心室的收缩功能。正常人的脉律搏动是均匀规则的，间隔时间相等，但在正常小儿、青年和一部分成年人中，可见窦性心律不齐，其表现是吸气时脉搏增快，呼气时脉搏减慢，属于正常现象。

3. 脉搏的强弱

脉搏的强弱指触诊时血流冲击血管壁强度的大小。正常情况下个人的每次搏动强弱相同。脉搏的强弱与动脉充盈度、周围血管的阻力有关。

4. 脉搏波形

脉搏波形是将血流通过动脉时动脉内压力上升和下降的情况用脉搏波形计描记出来的曲线。

5. 动脉壁的情况

触诊可以感觉到动脉管壁的性质。正常情况下，动脉管壁光滑、柔韧且有一定的弹性。

二、异常脉搏的评估及护理

（一）异常脉搏的评估

异常脉搏包括脉率异常、节律异常、强弱异常和动脉壁异常。

1. 脉率异常

（1）心动过速

心动过速指成人安静状态下脉率＞ 100 次 /min，又称速脉。常见于发热、甲状腺功能亢进、心力衰竭、血容量不足等患者。一般体温每升高 1℃，成人脉率约增加 10 次 /min，儿童则增加 15 次 /min。

（2）心动过缓

心动过缓指成人安静状态下脉率＜ 60 次 /min，又称缓脉。常见于颅内压增高、房室传导阻滞、甲状腺功能减退等患者。生理性的缓脉多见于运动员。

2. 节律异常

（1）间歇脉

在一系列正常均匀的脉搏中出现一次提前而较弱的搏动，其后有一较正常延长的间歇，称为间歇脉。每隔一个或两个正常搏动后出现一次期前收缩，前者称二联律,后者称三联律。多见于器质性心脏病患者或洋地黄中毒者。正常人在过度疲劳、精神兴奋、体位改变时也会偶尔出现间歇脉。

（2）脉搏短绌

在单位时间内脉率少于心率的现象称为脉搏短绌或绌脉。其特点为心律完全不规则、心率快慢不一、心音强弱不等。常见于心房纤颤的患者。脉搏短绌越多，心律失常越严重，当病情好转，绌脉可能消失。若遇此类患者，应同时测心率与脉率。

3. 强弱异常

（1）洪脉

当心输出量增加，周围动脉阻力较小，动脉充盈度和脉压较大时，脉搏强大而有力，称洪脉。见于高热、甲状腺功能亢进、主动脉瓣关闭不全等患者。

（2）丝脉或细脉

当心输出量减少，周围动脉阻力增大，动脉充盈度降低时，脉搏细弱无力，扪之如细丝，称丝脉。常见于大出血、休克、心功能不全、主动脉狭窄等患者。

（3）交替脉

交替脉是指节律正常而一强一弱交替出现的脉搏，为心肌受损的表现之一，由心室收缩强弱交替所引起，见于高血压心脏病、冠状动脉粥样硬化性心脏病、心肌炎等患者。

（4）奇脉

吸气时脉搏显著减弱甚至消失，称奇脉。奇脉是心包压塞的重要体征之一，主要是与左心室每搏输出量（简称搏击量）减少有关。心包压塞时，吸气时胸腔负压增大使肺循环血容量增加，但因心脏舒张受限，体循环向右心室的回流量不能相应增加，使肺循环流入左心室的血量减少，左心室搏出量则减少，所以脉搏变弱甚至不能触及。常见于心包积液和缩窄性心包炎患者。

（5）水冲脉

脉搏骤起骤降，急促而有力。触诊时，护士左手紧握患者手腕掌面桡动脉处，将患者前臂抬举过头，可感受到急促有力的冲击。主要为收缩压偏高，舒张压偏低使脉压增大所致。常见于主动脉瓣关闭不全、甲状腺功能亢进等患者。

4. 动脉壁异常

动脉硬化时，动脉壁弹性消失，呈条索状；动脉严重硬化时，动脉壁不仅硬，且有迂曲甚至有结节。

（二）异常脉搏的护理

指导患者增加卧床休息的时间，适当活动，减少心肌耗氧量。

观察脉搏的脉率、节律强弱等变化，遵医嘱给药并观察药物治疗效果和不良反应。

做好心理护理，加强健康教育，消除患者顾虑。

协助做各项检查如心电图等。

三、测量脉搏的方法

（一）脉搏测量的部位

凡浅表、靠近骨骼的大动脉都可用于诊脉，常用桡动脉，其次是颞动脉、颈动脉、股动脉、足背动脉等。

（二）脉搏测量的方法（以桡动脉为例）

1. 目的

①测量患者的脉搏，判断有无异常情况。②动态监测脉搏变化，间接了解心脏的情况。③协助诊断，为预防、治疗、护理、康复提供依据。

2. 操作前准备

①评估患者并解释。评估患者的病情、年龄、意识、治疗、心理状况及配合情况；解释说明，向患者及家属解释测脉搏的目的、方法、注意事项及配合要点。②患者准备。患者体位舒适，情绪稳定。测量前有下列活动，如剧烈运动、紧张、恐惧、哭闹等影响测量的因素，应休息 20 ~ 30 min 再进行测量。③护士准备。衣帽整洁，洗手，戴口罩。④用物准备。治疗盘内备记录本、笔及秒表，必要时另备听诊器。⑤环境准备。安静、室温适宜。

3. 操作步骤

脉搏测量的具体护理操作见表 2–3。

表 2–3　脉搏测量的具体护理操作

操作步骤	操作说明	操作要点
核对、解释	核对患者床号、姓名，解释目的、配合注意事项	确认患者
体位	卧位或坐位；手腕伸展，手臂放于舒适位置	选择合适部位，便于护士测量
测量	护士以示指、中指、无名指的指端按压在桡动脉，力量适中，以清楚测得脉搏搏动为宜	不可用拇指测量，因拇指小动脉的搏动易与患者的脉搏相混淆
计数	正常脉搏测 30 s，乘以 2 异常脉搏应测 1 min；脉搏细弱难以触诊时，应测心尖搏动 1 min 若发现患者脉搏短绌，应由两名护士同时测量，一人听心率，另一人测量脉率，由听心率者发出“开始”和“停止”的口令，计时 1 min	脉搏短绌以分数式记录，记录方式为心率 / 脉率 / 时间，如心率 150 次 /min，脉率为 50 次 /min，则应写成 150/50 次 /min
记录	先记录在记录本上，再绘制到体温单上	将脉率数记录在记录本上，绘制脉搏曲线

第三节　血压的评估与护理

血压是指血管内流动的血液对于单位面积血管壁的侧压力(即压强)。不同血管的血压都不相同，平常所说的血压是指动脉血压。心室收缩时，左心室便会将血液泵出到主动脉，主动脉压升高，在收缩期的中期达到最高值，称为收缩压。心室舒张时，血液流入右心房，主动脉压下降，在心室舒张末期动脉血压最低值，称为舒张压。收缩压和舒张压的差值称为脉搏压，简称脉压。一个心动周期中，动脉血压的平均值为平均动脉压或平均血压。平均动脉压约等于舒张压与 1/3 脉压之和。例如，收缩压为 110 mmHg，舒张压为 80 mmHg，则此时脉搏压应为 30 mmHg，平均动脉压为 90 mmHg。

一、正常血压及生理性变化

（一）血压的形成

心血管系统内的血液充盈、心脏射血和外周阻力，以及主动脉与大动脉的弹性储器作用是形成动脉血压的基本条件。动脉血压的形成过程主要分为以下步骤。

1. 心血管系统内的血液充盈

心血管系统中有足够的血量充盈，是形成动脉血压的前提。

2. 心脏射血

心脏射血是形成动脉血压的一个主要因素。心室肌收缩时所释放的能量可分为两部分，一部分用于推动血液流动，是血液的动能；另一部分形成对血管壁的侧压，并使血管壁扩张，是血液的势能。

3. 外周阻力

外周阻力指小动脉和微动脉对血流的阻力，是形成动脉血压的又一个主要因素。

4. 主动脉和大动脉弹性储器作用

在心舒张期，大动脉发生弹性回缩，又将一部分势能转变为推动血液的动能，使血液在血管中继续向前流动。大动脉的弹性扩张和回缩使收缩压不致过高、舒张压不致过低，具有重要缓冲作用，同时可使左心室的间断射血变为动脉内的连续血流。

（二）血压的生理变化

测量血压通常以肱动脉血压为标准，用毫米汞柱（mmHg）或千帕（kPa）作为计量单位。其换算公式为：1 mmHg=0.133 kPa，1 kPa=7.5 mmHg。

1. 年龄

血压随年龄的增长而有逐渐增高的趋势，新生儿血压最低。不同年龄组人群的平均血压不相同（见表 2–4）。

表 2–4　各年龄组的平均血压

年龄	血压 /mmHg	年龄	血压 /mmHg
1 个月	84/54	14 ~ 17 岁	120/70
1 岁	95/65	成年人	120/80
6 岁	105/65	老年人	140 ~ 160/80 ~ 90
10 ~ 13 岁	110/65		

2. 性别

青春期前的男女血压差别不显著；女性在更年期之前，血压低于男性，更年期后，血压上升，两者之间差别减小。

3. 身体部位

左、右上肢血压不相等，右上肢血压比左上肢血压高 10 ~ 20 mmHg（1.33 ~ 2.67 kPa），其原因是右侧肱动脉来自主动脉弓的第一大分支无名动脉，而左侧肱动脉来自主动脉的第三大分支左锁骨下动脉，根据血液循环中能量消耗的原理，右侧血压高于左侧血压。下肢血压比上肢血压高 20 ~ 40 mmHg（2.67 ~ 5.33 kPa），因为股动脉的管径较肱动脉的粗，血流量大。

4. 体位

立位血压高于坐位血压，坐位血压高于卧位血压，这与重力引起的代偿机制有关。

5. 昼夜及睡眠

一天中，凌晨 2 ~ 3 时血压一般最低，上午 6 ~ 10 时及下午 4 ~ 8 时血压各有一个高峰。若过度劳累或睡眠不佳，血压会略微升高。

6. 环境

在寒冷环境下，由于末梢血管收缩，血压可略升高；在高温环境中，由于皮肤血管扩张，血压可略下降。

7. 体型

同年龄组中，高大、肥胖者血压偏高。

8. 其他

情绪激动、紧张、恐惧、剧烈运动、吸烟等可使血压升高。饮酒、摄盐过多、服用某些药物对血压也有一定影响。

二、异常血压的评估及护理

（一）异常血压的评估

异常血压包括高血压、低血压和脉压异常。

1. 高血压

高血压指未服降压药物的情况下，非同日测量诊室血压 3 次，18 岁以上成人收缩压≥ 140 mmHg 和（或）舒张压≥ 90 mmHg。中国高血压分类标准见表 2–5。

表 2–5　中国高血压分类标准

分类	收缩压 /mmHg	舒张压 /mmHg
正常血压	＜ 120 和	＜ 80
正常高值	120 ~ 139 和 / 或	80 ~ 89
1 级高血压（轻度）	140 ~ 159 和 / 或	90 ~ 99
2 级高血压（中度）	160 ~ 179 和 / 或	100 ~ 109
3 级高血压（重度）	≥ 180 和 / 或	≥ 110
单纯收缩期高血压	≥ 140 和	＜ 90

2. 低血压

血压低于 90/60 mmHg（12.0/0.8 kPa）时，可称为低血压。常见于大量失血、休克、急性心力衰竭等患者。

3. 脉压异常

（1）脉压增大

常见于主动脉硬化、甲状腺功能亢进、主动脉瓣关闭不全、动静脉瘘患者。

（2）脉压减小

常见于心包积液、缩窄性心包炎、末梢循环衰竭患者。

（二）异常血压的护理

1. 加强血压监测

对需密切观察血压者应做到“四定”，即定时间、定部位、定体位、定血压计。

2. 良好环境

提供适宜温度、湿度、通风良好的整洁、安静、舒适的环境。

3. 合理饮食

选择低脂、低胆固醇、低盐、高维生素、富含纤维素的食物。

4. 控制情绪

精神紧张、情绪激动、烦躁、焦虑、忧愁都是诱发高血压的精神因素，患者应随时调整情绪，保持心情舒畅。

5. 合理用药

遵医嘱正确用药，注意药物治疗效果和不良反应的监测。

三、血压计的种类

临床常用的血压计有水银血压计、弹簧式血压计和电子血压计。

（一）水银血压计

水银血压计又称汞柱式血压计，临床上多采用此种血压计。在盒盖内面有一固定的玻璃管，管面刻度为 0 ～ 300 mmHg（0 ～ 40 kPa），玻璃管上端和大气相通，其顶端盖以金属帽，帽内有软木垫、麂皮垫和金属网，可使空气自由出入；玻璃管下端和水银槽相通，槽内装 60 g 水银。使用时，将开关打开，槽内水银可进入玻璃管；用毕，关紧开关，防止水银外溢。其优点是测得数值可靠，缺点是较笨重且玻璃管容易破裂。

（二）弹簧式血压计

弹簧式血压计又称无液血压计，外形似表，呈圆盘状，盘面标有刻度，数值为 20 ～ 300 mmHg（2.6 ～ 40 kPa），中央有一指针指示血压数值。其优点为体积小，便于携带，缺点是测得数据可靠度较低。

（三）电子血压计

电子血压计可分为手动电子血压计与自动电子血压计，现多采用自动电子血压计。自动电子血压计只需按动开关，就可自动测量，测量后的模拟信号由模数转换器转换为数字信号，再经过数字运算后由液晶显示板直接显示舒张压、收缩压和脉搏三个参数。可快速得到收缩压、舒张压、脉搏数值。

四、测量血压的方法

（一）目的

①判断血压有无异常。②监测血压的动态变化，间接了解循环系统的功能情况。③协助诊断，为预防、治疗、康复、护理提供依据。

（二）操作前准备

1. 评估与解释

（1）评估

患者的病情、年龄、意识、治疗情况、心理状况及配合情况。

（2）解释说明

向患者及家属解释测量血压的目的、方法、注意事项及配合要点。

2. 患者准备

患者取舒适体位，情绪稳定。测量前患者有剧烈运动，紧张、恐惧、哭闹等情绪变化，吸烟等影响测量的情况时，应休息 15 ～ 30 min 再进行测量。

3. 护士准备

衣帽整洁，洗手，戴口罩。

4. 用物准备

治疗盘内备记录本、笔、血压计及听诊器。

5. 环境准备

安静、室温适宜。

（三）操作方法

血压测量的具体护理操作见表 2–6。

表 2–6　血压测量的具体护理操作

操作步骤	操作说明	操作要点
核对解释	核对患者床号、姓名，解释目的、配合注意事项	确认患者
肱动脉血压测量	体位：保证手臂位置（肱动脉）与心脏呈同一水平 仰卧位时为平腋中线；坐位时为平第四肋 手臂：卷袖，露臂，手掌向上，肘部伸直 血压计：打开，垂直放妥 缠袖带：排尽袖带内空气，平整无折地缠于上臂中部，松紧以放入一指为宜。气袋的中部应对着肘窝，使充气时压力正好压在动脉上，袖带下缘距肘窝上 2 ~ 3 cm，将末端整齐地塞入里圈内，开启水银槽开关 充气：在肘窝内侧触摸到肱动脉搏动点。将听诊器头紧贴肘窝肱动脉处，轻轻加压，一手固定，另一手关闭气囊上气门螺旋帽，握住输气球向袖带内打气至肱动脉搏动音消失，再升高 20 ~ 30 mmHg 放气：慢慢放开气门，使水银柱缓慢下降，速度为 4 mmHg/s，并注意水银柱所指的刻度及肱动脉搏动声音的变化 结果：从听诊器中听到第一声搏动，此时水银柱指的刻度，即为收缩压。搏动声突然变弱或消失，此时水银柱所指刻度为舒张压	若肱动脉高于心脏水平，测得的血压值偏低，反之则偏高 衣袖过紧会影响血流，影响血压测量值的准确性 血压计应避免倾倒 袖带过紧可使血管在未注气前已受压，使测得的血压偏低；袖带过松可使袖袋呈气球状，而使有效的测量面积变窄，使测得的血压偏高 避免听诊器胸件塞在袖带下，以免局部受压较大和听诊时出现干扰声 充气不可过猛过快，以免水银溢出和患者不适，充气不足或充气过度都会影响结果。 放气太慢使静脉充血，测得舒张压偏高；放气太快未听清声音变化，易猜测血压值。 眼睛视线保持与水银柱弯月面同一水平 世界卫生组织（WHO）规定成人应以动脉搏动音的消失作为判断舒张压的标准
腘动脉血压测量	体位：仰卧位、俯卧位、侧卧位 患者：卷裤，卧位舒适 血压计：打开，垂直放妥 缠袖带：排尽袖带内空气，平整无折地缠于大腿下部，其下缘距腘窝 3 ~ 5 cm，听诊器置腘动脉搏动最明显处 其余操作同肱动脉	一般不采用屈膝仰卧位 必要时脱一侧裤子，暴露大腿，以免裤腿过紧影响血流，进而影响血压测量值的准确性。 袖带松紧适宜
整理血压计	彻底放松气门活塞，解去袖带并排尽其中空气，血压计盒盖右倾 45°，使水银全部流回槽内，整理后将血压计放入盒内，盖上盒盖，妥善放置	避免玻璃管破裂，水银溢出
恢复体位	协助患者取舒适体位	必要时协助穿衣、穿裤

续表

操作步骤	操作说明	操作要点
记录	先记录在记录本上，按收缩压 / 舒张压 mmHg（kPa）记录	当变音与消失音有差异时，两读数都应记录，方式是收缩压 / 变音 / 消失音 mmHg（kPa）

（三）注意事项

血压计要定期检查。测量前，检查血压计：玻璃管无裂损，刻度清晰，加压气球和橡胶管无老化、不漏气，袖带宽窄合适，水银充足、无断裂；检查听诊器是否完好，以保持其准确性，并放置平稳，切勿倒置或震动。

对需密切观察血压者，测量时应尽量做到四定，即定时间、定部位、定体位、定血压计。

充气不可过高、过猛，用后应排尽袖带内的空气，卷好。橡胶球须放于盒内固定位置，以防玻璃压断，凡水银柱下有开关者，用完应将开关关闭。如水银柱里出现气泡，应调节并检修，不可带着气泡测量。

如发现血压听不清或异常时，应重测。使水银柱降至“0”点再测，必要时作双侧对照。

对偏瘫患者，应在健侧肢体上测量。

《中国高血压防治指南（2024 年修订版）》要求：测量血压时，应相隔 30 ～ 60 s 重复测量，取 2 次读数的平均值记录。如果收缩压或舒张压的 2 次读数相差 10 mmHg 以上，应再次测量，取 3 次读数的平均值记录。

第四节　呼吸的评估与护理

机体与外界环境之间的气体交换过程称为呼吸。通过呼吸，机体从外界环境中摄取所需要的 O_2，排出代谢所产生的 CO_2，因此，呼吸是维持机体新陈代谢和其他功能活动所必需的基本生理过程之一，一旦呼吸停止，生命也将终止。

一、正常呼吸及生理性变化

（一）呼吸过程

呼吸的过程由外呼吸、气体运输和内呼吸三个环节组成。

1. 外呼吸

外界环境与肺泡之间以及肺泡与肺毛细血管之间的气体交换，称为外呼吸。外呼吸包括肺通气和肺换气。肺与外界环境之间的气体交换过程称为肺通气；肺泡与肺毛细血管之间的气体交换过程称为肺换气。

2. 气体运输

通过血液循环，一方面把肺部摄取的 O_2 及时运送到组织细胞，另一方面又把组织细胞产生的 CO_2 运送到肺毛细血管以便排出体外。

3. 内呼吸

也叫组织换气。组织毛细血管血液与组织、细胞之间的气体交换过程。

（二）呼吸的生理变化

1. 正常呼吸

正常成人安静状态下呼吸频率为 16 ~ 20 次 /min，节律规则，呼吸运动均匀无声且不费力。呼吸与脉搏的比例为 1 ∶ 4。男性及儿童以腹式呼吸为主，女性以胸式呼吸为主。

2. 生理变化

（1）性别

正常成人在安静状态下，同龄女性比男性稍快。

（2）年龄

年龄越小，呼吸频率越快。

（3）活动与休息

活动、运动时呼吸加深加快；休息、睡眠时呼吸减慢。

（4）情绪

兴奋、恐惧、焦虑、愤怒使呼吸加快或屏气。

（5）其他

环境温度升高，可使呼吸加深加快。

二、异常呼吸的评估及护理

（一）异常呼吸的评估

异常呼吸包括频率异常、节律异常、深度异常、声音异常、形态异常和呼吸困难。

1. 频率异常

（1）呼吸过速

呼吸过速指成人安静状态下呼吸频率＞ 24 次 /min，又称气促。常见于发热、甲状腺功能亢进、心力衰竭、疼痛等患者。

（2）呼吸过缓

呼吸过缓指成人安静状态下呼吸频率＜ 12 次 /min。常见于颅内压增高、麻醉剂或镇静剂过量等患者。

2. 节律异常

（1）潮式呼吸

潮式呼吸又称陈－施呼吸，是一种呼吸由浅慢逐渐变为深快，然后再由深快转为浅慢，经过一段呼吸暂停（5 ~ 20 s），又开始重复以上的周期性变化，其形态犹如潮水起伏。多见于中枢神经系统疾病，如脑炎、脑膜炎、颅内压增高及巴比妥类药物中毒等患者。

（2）间断呼吸

间断呼吸又称比奥呼吸，呼吸与呼吸暂停现象交替出现。其特点为有规律的呼吸几次后，突然停止呼吸，间隔一个短时间后又开始呼吸，如此反复交替，常在临终前发生。

3. 深度异常

（1）深度呼吸

深度呼吸又称库斯莫尔呼吸，是一种深而规则的大呼吸。常见于糖尿病酮症酸中毒和尿毒症酸中毒等患者。

（2）浅快呼吸

浅快呼吸是一种浅表而不规则的呼吸，有时呈叹息样。常见于呼吸肌麻痹、某些肺与胸膜的疾病患者，也可见于濒死患者。

4. 声音异常

（1）蝉鸣样呼吸

蝉鸣样呼吸表现为吸气时产生一种极高的似蝉鸣样音响。常见于喉头水肿、喉头异物等。

（2）鼾声呼吸

鼾声呼吸表现为呼吸时发出一种粗大的鼾声，为气管与支气管内有较多的分泌物积蓄所致。多见于昏迷患者。

5. 形态异常

（1）胸式呼吸减弱，腹式呼吸增强

部分肺、胸膜或胸壁疾病，如肺炎、胸膜炎、肋间神经痛而产生剧烈疼痛时，使胸式呼吸减弱，腹式呼吸增强。

（2）腹式呼吸减弱，胸式呼吸增强

当腹膜炎、大量腹水、肝脾极度肿大、腹腔内巨大肿瘤等使膈肌下降受限时，可出现腹式呼吸减弱，胸式呼吸增强。

6. 呼吸困难

呼吸困难是一个常见的症状和体征，患者主观上感到空气不足，客观上表现为呼吸运动用力，可出现发绀、鼻翼扇动、端坐呼吸、辅助呼吸肌参与呼吸运动，造成呼吸频率、深度、节律的异常。临床上可分为以下几种。

（1）吸气性呼吸困难

吸气费力，吸气时间显著延长，有明显的三凹征（胸骨上窝、锁骨上窝、肋间隙出现凹陷），伴干咳及高调吸气性喉鸣。常见于各种原因引起的喉、气管、大气管狭窄与阻塞，如喉炎、气管异物、喉头水肿、喉癌、气管肿瘤等。

（2）呼气性呼吸困难

呼气费力，呼气时间延长，伴哮鸣音。为肺组织弹性减弱或细支气管痉挛、狭窄所致。常见于支气管哮喘、阻塞性肺气肿、慢性喘息性支气管炎患者。

（3）混合性呼吸困难

吸气、呼气均感费力，呼吸频率增加，常伴呼吸音减弱或消失。由于肺部广泛病变或胸腔病变压迫肺组织，使呼吸面积减少，影响换气功能而致。常见于重症肺炎、广泛肺纤维化、大面积肺不张、大量胸腔积液和气胸患者。

（二）异常呼吸的护理

1. 提供舒适环境

保持环境整洁、安静、舒适，室内空气流通、清新，温度、湿度适宜，以利于患者放松和休息。

2. 加强观察

观察患者呼吸的频率、深度、节律、声音、形态有无异常；有无咳嗽、咳痰、咯血、发绀、呼吸困难及胸痛表现。观察药物的治疗效果和不良反应。

3. 提供营养和水分

选择营养丰富、易于咀嚼和吞咽的食物，注意水分的供给，避免过饱及产气食物，以免膈肌上升影响呼吸。

4. 吸氧

必要时给予氧气吸入。

5. 心理护理

维持良好的护患关系，稳定患者情绪，使其保持良好心态。

三、测量呼吸的方法

（一）目的

判断呼吸有无异常。

监测呼吸的动态变化，了解呼吸系统的功能情况。

协助诊断，为预防、治疗、康复、护理提供依据。

（二）操作前准备

1. 患者准备

评估：患者的病情、年龄、意识、治疗情况、心理状况及配合情况。

患者体位舒适，情绪稳定，保持自然呼吸状态；测量前有剧烈运动，紧张、恐惧、哭闹等情绪变化，吸烟等影响测量的情况，应休息 20 ~ 30 min 再进行测量。

2. 护士准备

仪表端庄，衣帽整洁，洗手，戴口罩。

3. 用物准备

治疗盘内备记录本、笔、秒表，必要时备棉花。

4. 环境准备

整洁、安静、室温适宜。

（三）操作方法

呼吸测量的具体护理操作见表 2–7。

表 2–7　呼吸测量的具体护理操作

操作步骤	操作说明	操作要点
核对	核对患者床号、姓名，确认患者	由于呼吸受意识控制，故呼吸测量时应不使患者察觉
体位	卧位或坐位；手腕伸展，手臂放于舒适位置	选择合适、舒适的体位，避免引起患者紧张
测量	护士以示指、中指、无名指的指端按压在桡动脉，似诊脉状，眼睛观察患者胸部或腹部的起伏	男性和儿童以腹式呼吸为主，女性以胸式呼吸为主
观察	观察呼吸频率（以一起一伏为一次呼吸）、深度、节律、声音、形态及有无呼吸困难	
计数	正常呼吸测 30 s，乘以 2	排除影响呼吸的因素，保持患者的自然呼吸状态 异常呼吸应测 1 min 呼吸微弱或危重患者，可将少许棉花置于患者鼻孔前，观察棉花被吹动次数，应计时 1 min
记录	先记录在记录本上，再绘制到体温单上	

四、促进呼吸功能的护理技术

（一）胸背部叩击

胸背部叩击是用手以适当的力度拍打胸背部，借助振动，使呼吸道分泌物松脱而排出体外的方法，可保持呼吸道的通畅。

1. 方法

患者取坐位或侧卧位。护士的手成背隆掌空的杯状，五指并拢，手指稍弯曲，有节奏地从肺底自下而上，由外向内轻叩，使肺部分泌物松脱。拍打的同时，鼓励患者深呼吸、咳嗽、咳痰。

2. 禁忌

不可在裸露的皮肤上和患者肋骨上下、脊柱、乳房等处拍打，以免造成疼痛不适和软组织损伤。

（二）有效咳嗽

有效咳嗽可排除呼吸道分泌物、异物，是保持呼吸道通畅、防止肺不张的有效措施。患者取坐位或半卧位，屈膝，双手抱膝或在胸部和膝盖上置一枕头并用两肋夹紧，身体前倾，深吸气后屏气 3 s（若有伤口，护士用双手按压切口两侧），患者腹肌用力，两手紧抓脚或枕，用力咳嗽 2 ~ 3 次，以排出痰液。

（三）体位引流

体位引流是将患者置于特殊的体位，借助重力的作用将积聚在肺与支气管内的分泌物引流到大气管并咳出体外的方法。

1. 方法

根据患者的病变部位采取不同体位，使引流的支气管开口向下，便于分泌物引流。体位引流宜在两餐之间或空腹时进行，每日引流 2 ~ 4 次，每次 15 ~ 30 min；引流时配合拍背、深呼吸、咳嗽，提高引流效果。引流过程中注意观察患者的反应，引流液的色、量、性质等。

2. 禁忌

有明显呼吸困难、发绀，近 1 ~ 2 周有咯血，严重高血压、心力衰竭、高龄患者禁忌体位引流。

（四）雾化吸入法

雾化吸入法是指用雾化装置将药液分散成细小雾滴，经口、鼻吸入呼吸道达到湿化呼吸道黏膜、祛痰、抗炎、解痉等目的的一种方法。痰液黏稠不易咳出时，使用雾化吸入法稀释痰液，有利于痰液排出。

（五）吸痰法

吸痰法指利用负压吸引的原理经口、鼻腔或人工气道将呼吸道的分泌物吸出，以保持呼吸道通畅，预防吸入性肺炎、肺不张、窒息等并发症的一种方法。适用于各种原因引起的不能有效咳嗽、排痰者，如年老体弱、危重、昏迷、麻醉未清醒前、气管切开术等患者。

临床上常用中心负压吸引装置和电动吸引器作为动力源。在紧急状态下，可用注射器吸痰，可用 50 ~ 100 mL 注射器连接导管进行抽吸，解除呼吸道梗阻症状。

1. 目的

清除患者呼吸道分泌物，保持呼吸道通畅。

改善肺通气，促进呼吸功能，防止窒息和吸入性肺炎等并发症发生。

2. 准备

（1）评估

①评估患者的年龄、病情、神志、呼吸情况，听诊是否有痰鸣音。②观察患者的口鼻腔黏膜情况、有无鼻中隔偏曲、痰液黏稠度及痰量等。③了解患者及家属的心理状态，对有关吸痰的知识了解程度及合作程度等。

（2）护士准备

衣帽整洁、洗手、戴口罩。

（3）用物准备

电动吸引器或中心吸引器。治疗盘内放物品包括无菌持物钳、无菌血管钳、有盖无菌容器 2 个（试吸罐和冲洗罐，内盛无菌等渗盐水）、一次性无菌吸痰管数根、无菌纱布、玻璃接管、注射器、听诊器、弯盘、手电筒、盛有消毒液的浸泡筒、一次性手套、医嘱单等。必要时备压舌板、开口器、舌钳、标本容器、电插板等。

（4）环境准备

整洁、安静、光线充足、温湿度适宜。

3. 电动吸引器吸痰法

核对患者信息，向患者解释操作目的及方法，取得合作。

患者准备：协助患者取侧卧位或仰卧位，头偏向一侧，置弯盘于口角旁。

检查吸引器性能：接通电源，打开开关，检查吸引器性能，调节负压。一般成人吸痰负压为 40.0 ~ 53.3 kPa（300 ~ 400 mmHg），小儿应小于 40 kPa（300 mmHg）。用生理盐水试吸，检查吸痰管是否通畅。

吸痰操作：护士一手反折吸痰管末端，另一手用无菌血管镊或止血钳夹住其前端，将吸痰管插入口咽部（10 ~ 15 cm），放松吸痰管末端，进行吸痰。吸痰时，动作应轻柔，左右旋转，向上提管，吸尽痰液。每次吸痰时间应小于 15 s，以防缺氧。

吸痰过程中，注意观察患者的面色、呼吸情况。对于痰液黏稠者，可先行雾化吸入等稀释痰液或使用变换体位、拍背等方法，提高吸痰效果。

吸痰后，用吸引管抽吸生理盐水，将用过的吸痰管、一次性弯盘放入污物桶内，擦净患者面部。

观察吸痰效果，痰液性状、量，以及患者的生命体征。

帮助患者取舒适卧位，整理床单位，清洗并消毒相关用具。

洗手后记录。

4. 中心负压吸引装置吸痰法

将负压表插入墙壁中心负压吸引装置插孔内，储液瓶装置连接导管，打开开关，调节负压，检查吸引性能、管道有无漏气、是否通畅。具体吸痰的方法和要求同电动吸引器吸痰法。

5. 注射器吸痰法

用 50 ~ 100 mL 注射器连接吸痰管抽吸痰液。适用于家庭或无吸引装置的紧急情况。将无菌吸痰管末端连接注射器后，插入患者的口腔或鼻腔内，然后抽动活塞，吸出痰液。

6. 注意事项

严格执行无菌操作，治疗盘内吸痰用物根据吸痰操作性质每班或每天更换 1 ~ 2 次，吸痰管每次更换，勤做口腔护理。储液瓶、安全瓶内的液体应及时倾倒，瓶内液量应小于储液瓶容积的 2/3，连续使用不超过 2 h。

痰液黏稠可配合叩背、雾化吸入，气管插管或气管切开者也可遵医嘱向气管内滴入少量等渗盐水或化痰药物，使痰液稀释，便于吸出。

吸痰时，每次插入吸引时间＜ 15 s，以免引起缺氧。电动吸引器连续使用时间不宜过久。使用呼吸机或缺氧严重者，吸痰前后可根据病情提高氧浓度。

操作时注意动作轻、快，避免损伤气管黏膜。为婴幼儿吸痰时，吸痰管要细、动作要轻、负压要小，以免损伤黏膜。禁止增加负压吸引。

如患者自口腔吸痰有困难，可由鼻腔吸引，但有颅底损伤者禁止从鼻腔吸痰，以防吸出脑脊液。

第三章　饮食护理规范

第一节　医院饮食

合理的饮食是维持机体正常生长发育和各种生理功能、促进组织修复、提高机体免疫力等生命活动的基本条件。科学合理的饮食调配不仅能够满足正常人体生理需求，维持生命与健康的需要，而且有利于患者临床诊疗和康复，对疾病的预防和治疗也起着重要作用。作为护士应该掌握与患者有关的饮食与营养方面的知识，对患者的饮食与营养能进行全面评估、判断，制订并实施正确的饮食护理计划，以促进患者的早日康复。

由于患者营养状况和疾病不同，所需的营养素也有差别，所以为适应不同患者和病情的需要，可以将医院的饮食分为基本饮食、治疗饮食及试验饮食三类。

一、基本饮食

基本饮食是其他饮食的基础，包括普通饮食、软质饮食、半流质饮食及流质饮食四种，见表 3–1。基本饮食是医院中一切膳食的基本烹调形式，其他各种膳食均由此四种基本饮食变化而来。

表 3–1　基本饮食

饮食种类	适用范围	饮食原则	用法	可选食物
普通饮食	消化功能正常、无饮食限制、体温正常、病情较轻或恢复期患者	营养均衡；美观可口；易消化，无刺激性食物；与健康人饮食相似	每日 3 餐，各餐营养素按比例分配，每日总能量应为 2 200 ~ 2 600 kcal[①]，脂肪 60 ~ 70 g，碳水化合物 275 ~ 350 g，水 2 500 ~ 3 000 mL	一般食物都可采用
软质饮食	消化吸收功能差、咀嚼不便者、低热、消化道术后恢复期的患者	营养平衡；易消化、易咀嚼；食物碎、烂、软；少油炸、少油腻、少纤维及强烈刺激性调料	每日进餐 3 ~ 4 次，每日总能量应为 2 200 ~ 2 400 kcal，蛋白质 60 ~ 80 g	软饭、面条、切碎煮熟的菜或肉等

① 1 kcal=4.184 kJ。

续表

饮食种类	适用范围	饮食原则	用法	可选食物
半流质饮食	口腔及消化道疾病、中热、体弱、手术后患者	食物呈半流质；无刺激性；易咀嚼、吞咽和消化；纤维少，营养丰富；胃肠功能紊乱者禁食含纤维素或易引起胀气的食物；痢疾患者禁食牛奶、豆浆及过甜食物	每日进餐 5 ~ 6 次，每日总能量应为 1 500 ~ 2 000 kcal，蛋白质 50 ~ 60 g，脂肪 40 ~ 50 g，碳水化合物 250 g，必要时补充维生素和矿物质	肉泥、肉末、粥、面条、羹等
流质饮食	口腔疾病、各种大手术后，急性消化道疾病，高热，病情危重、全身衰竭患者	食物呈液体状，易吞咽、易消化，无刺激性；所含营养素不足，只能短暂使用；通常辅以肠外营养以补充能量和营养	每日进餐 6 ~ 7 次，每次 200 ~ 300 mL，每日总能量为 800 kcal 左右，蛋白质 40 ~ 50 g	乳类、豆浆、米汤、稀藕粉、菜汁、果汁等

二、治疗饮食

治疗饮食是指根据疾病治疗的需要，在基本饮食基础上适当调整总能量和某种营养素，从而达到辅助治疗的目的，促进患者的康复，见表 3–2。

表 3–2　治疗饮食

饮食种类	适用范围	饮食原则及用法
高能量饮食	用于能量消耗较高的患者，如甲状腺功能亢进、结核病、大面积烧伤、高热、体重不足等患者及产妇等	基本饮食的基础上加餐 2 次，可进食牛奶、豆浆、鸡蛋、藕粉、蛋糕、巧克力及甜食等。总能量约为 3 000 kcal/d
高蛋白饮食	用于高代谢性疾病，如结核病、严重贫血、恶性肿瘤、烧伤、肾病综合征、大手术后等患者；孕妇、乳母；低蛋白血症患者等	基本饮食的基础上增加富含蛋白质的食物，尤其是优质蛋白。供给量为 1.5 ~ 2.0 g/（d · kg），总量不超过 120 g/d。总能量为 2 500 ~ 3 000 kcal/d
低蛋白饮食	用于限制蛋白质摄入的患者，如肝性脑病、急性肾炎、尿毒症等患者	应多补充蔬菜和含糖量高的食物，以维持正常能量。成人饮食中蛋白质含量不超过 0.8 g/kg。肾功能不全者应摄入优质动物蛋白，忌用豆制品；肝性脑病者应以植物蛋白为主
低脂饮食	用于肝胆胰疾病、冠心病、高脂血症、动脉硬化、肥胖症及腹泻等患者	饮食清淡、少油，禁食肥肉、蛋黄、动物脑等；高脂血症及动脉硬化患者不必限制植物油（椰子油除外）；脂肪摄入量少于 50 g/d，肝胆胰疾病患者少于 40 g/d，尤其应限制动物脂肪的摄入
低胆固醇饮食	用于高胆固醇血症、高脂血症、动脉硬化、高血压、冠心病等患者	胆固醇摄入量少于 300 mg/d，禁食或者少食含胆固醇高的食物，如动物内脏、脑、鱼子、蛋黄、肥肉、动物油等
低盐饮食	用于急慢性肾炎、心脏病、肝硬化腹水、重度高血压但水肿较轻等患者	每日食盐量少于 2 g，不包括食物内自然存在的氯化钠。禁食腌制食品，如咸菜、皮蛋、火腿、香肠等

续表

饮食种类	适用范围	饮食原则及用法
无盐低钠饮食	适用范围同低盐饮食，但一般用于水肿较重者	无盐饮食除食物内自然含钠量外，不放食盐烹调，饮食中含钠量少于 0.7 g/d 低钠饮食需控制摄入食品中自然存在的含钠量，二者均禁食腌制食品、含钠食物和药物，如油条、挂面、碳酸氢钠药物等
高纤维素饮食	适用于便秘、肥胖症、高脂血症、糖尿病等患者	食物中应多含膳食纤维，如韭菜、芹菜、卷心菜、粗粮、豆类、竹笋等
低渣饮食	适用于伤寒、痢疾、腹泻、肠炎、食管－胃底静脉曲张、咽喉部及消化道手术的患者	饮食中应少含膳食纤维，不用强刺激性调味品及坚硬、带碎骨的食物；肠道疾病者少用油脂

三、试验饮食

试验饮食亦称诊断饮食，是指在特定时间内，通过对饮食内容的调整，以协助疾病的诊断和提高实验室检查结果正确性的一种饮食，见表 3–3。

表 3–3　试验饮食

饮食种类	适用范围	饮食原则及用法
隐血试验饮食	适用于粪便隐血试验的准备，以协助诊断有无消化道出血的患者	试验前 3 d 起禁止食用易造成隐血试验假阳性结果的食物，如肉类、肝类、动物血、含铁丰富的食物或药物、绿色蔬菜等 可进食牛奶、豆制品、土豆、白菜，米饭、面条、馒头等 第 4 天开始留取粪便做隐血试验
肌酐试验饮食	适用于协助检查、测定肾小球的滤过功能的患者	试验期为 3 d，试验期间禁食肉类、禽类、鱼类，忌饮茶和咖啡，全日主食在 300 g 以内，限制蛋白质的摄入（每日蛋白质的供给量＜ 0.8 g/kg），以排除外源性肌酐的影响；蔬菜、水果，植物油不限，能量不足可添加藕粉或含糖的点心等，第 3 天测尿肌酐清除率及血肌酐含量
尿浓缩功能试验饮食（干饮食）	适用于做肾小管的浓缩功能检查的患者	试验期 1 d，控制全天饮食中的水分，总量 500 ~ 600 mL。可进食含水分少的食物，如米饭、馒头、面包、炒鸡蛋、土豆、豆腐干等，烹调时尽量不加水或少加水；避免食用过甜、过咸或含水量高的食物，蛋白质供给量为 1 g/（kg · d）
甲状腺 ^{131}I 试验饮食	适用于做甲状腺功能测定的患者	试验期为 2 周，试验期间禁用含碘食物，如海带、海蜇、紫菜、海参、虾、鱼、加碘食盐等；禁用碘做局部消毒。2 周后做 ^{131}I 功能测定
胆囊 B 超检查饮食	用于需行 B 超检查有无胆囊、胆管、肝胆管疾病，有无结石、慢性炎症及其他疾病的患者	检查前 3 d 最好禁食牛奶、豆制品、糖类等易于发酵产气食物；造影前一晚，进无脂肪、低蛋白、高碳水化合物食物，目的是减少胆汁分泌。可选用粥、藕粉、面包、馒头、果酱、果汁等。造影当日禁早餐，第一次 B 超检查后，观察胆囊的显影情况。如果显影良好，可让患者进食高脂肪餐（如油煎荷包蛋 2 个或奶油巧克力 40 ~ 50 g），进食后 30 ~ 45 min 进行第二次 B 超检查观察，若效果不明显，可再过 30 ~ 45 min 再次检查

第二节　饮食护理

能被生物体利用，具有供给能量、构成机体及调节和维持生理功能者的物质称为营养素。人体需要的营养素有蛋白质、脂肪、碳水化合物、矿物质及微量元素、维生素和水六大类。其中蛋白质、脂肪、碳水化合物这三大营养素称为产能营养素。按照中国营养学会推荐的标准，我国成年男子每日的能量供给量为9.41 ~ 12.55 MJ/d，成年女子为7.53 ~ 10.04 MJ/d。

科学的饮食和营养与人的健康关系非常密切，合理调配饮食不但能预防疾病，提高人的生存质量，而且可以治疗或辅助治疗某些疾病。例如对于糖尿病患者，饮食治疗就是重要的治疗手段之一。一些试验饮食可以起到辅助临床诊断的作用。因此，营养对维持人体健康与治疗疾病起着重要的作用。

营养状况评估是护理评估的重要部分。评价一个人是否营养过剩或营养缺乏，需要根据其饮食、营养状况等进行多方面评估，以保证评估结果的准确性。

一、营养状况的评估

（一）影响饮食和营养的因素

1. 生理因素

（1）年龄

不同年龄阶段的人群每日所需的食物量和特殊营养素的需要不同，对食物的喜好也不同。例如婴幼儿、青少年生长发育快，需要摄入足够蛋白质、各种维生素和微量元素。老年人由于新陈代谢缓慢，对能量的需要量减少，但对钙的需求却增加。

（2）身高和体重

一般情况下，体格健壮、高大的人对营养需要量较高。

（3）活动量

日常活动量大的人所需的能量及营养素一般高于活动量小的人。

（4）特殊生理状况

妊娠及哺乳期妇女营养需要量明显增加，并可有饮食习惯的改变。

2. 心理及其相关因素

（1）食欲

指个体想要并期待进食的一种心理反应。当食欲获得满足时，人体会产生愉快，满足的体验。食欲和饥饿感不同，食欲是一种想要进食的生理需求，饥饿感是身体对食物的需要所激发的一种生理反应，饥饿感可激起食欲，但有时在摄取足够的食物后仍可有食欲。

（2）感官因素

各种感官因素（包括视、听、味、嗅等）均可影响机体的饮食和营养需要。如食物的感官性质，包括食物的形状、软硬度、新鲜程度、冷热度、生熟、色、香、味等，均可影响机体对食物的选择。

（3）认知因素

个体对食物的理解、认识和分析以及具备的饮食、营养知识是影响饮食、营养需要的高级活动过程。

（4）情绪因素

不良的情绪状态（如焦虑、抑郁、痛苦与悲哀等）会使机体的食欲减退，进食量减少甚至厌食，愉快、轻松的心理状态则会促进食欲，但激情状态如过于兴奋、激动也会抑制食欲。

（5）个人喜好

个人对食物的喜好各有不同，它受味觉、对味道的偏爱、家庭文化背景、宗教传统等因素的影响。

3. 病理因素

（1）疾病影响

疾病可改变机体对饮食和营养的需要，主要表现为对能量和营养素的需要发生改变，如摄取、消化、吸收、排泄障碍、进食异常等。

（2）食物过敏或不耐受

食物过敏常与免疫因素有关，一般是指在体外异种抗原的作用下所出现的异常组织反应。如有些患者空肠乳糖酶缺乏，引起机体对乳及乳制品不耐受，一旦食用可发生腹泻及酸性便等症状。

4. 环境因素

（1）自然环境

不同的地域和气候环境等都会影响人们对食物的选择，并可由此形成特定的饮食文化。

（2）进餐环境

进餐环境整洁、空气新鲜、无不良刺激、餐具洁净等均可促进食欲。

5. 社会文化因素

（1）饮食习惯

指个体或群体在一定生活环境中逐渐形成的、选择食物、餐具、进餐时间和方式等的习惯。饮食习惯受文化背景、宗教信仰、地理位置、长期生活方式的影响。有些不良饮食习惯会导致疾病的发生，如有的地区的人喜食腌制、烟熏食物，这类食物会引起消化道肿瘤发病率的增加。

（2）经济状况

经济状况直接影响人们对食物的购买力和饮食习惯。个人经济状况差，则不能满足对饮食营养的需要，严重者还会发生营养不良等问题；而个人经济状况好，则有可能发生营养过剩或营养不平衡。

（3）生活方式

生活方式影响着人们的饮食、营养需要和习惯。

（4）宗教信仰

不同宗教信仰的人对食物的种类、制作及进食的时间、方式等有特殊的要求。

（5）社会环境

食物常常成为许多社交活动的辅佐物。

6. 药物和饮酒

长期应用药物或饮酒，对食欲和摄取食物有很大影响。如大量饮酒可使食欲减退，导致营养不良。药物对饮食的影响是多方面的。部分药物可以增进食欲，如赛庚啶、胰岛素、类固醇类药物等；部分药物可以降低食欲，如甲硝唑、非甾体抗炎药等；部分药物可以影响营养的吸收，如苯妥英钠可干扰维生素 D 的吸收和代谢。

（二）营养评估方法

营养评估的目的是确定患者是否有现存或潜在的营养问题。

1. 饮食营养评估

主要评估内容：①用餐情况。②食物的种类及摄入量、补品的种类及摄入量。③对食物的特殊喜好、饮酒嗜好、偏食及食物过敏情况。④食欲及体重变化。⑤影响食物选择的文化与宗教信仰。⑥体格检查，除可发现明显的体重变化之外，还可发现营养不足或过剩。

2. 人体测量

测量的内容主要包括身高、体重、皮褶厚度、围度（包括上臂围、胸围、腰围和臀围等）和握力等。

（1）体重测算

标准体重的计算公式：

男性标准体重 = 身高（cm）−105

女性标准体重 = 身高（cm）−105−2.5

计算体重增加与减少的百分比：

$$\text{实测体重占标准体重的百分数}=\frac{\text{标准体重}-\text{当前体重}}{\text{标准体重}}\times 100\%$$

正常体重的范围：实测体重占标准体重的百分数正常范围为 100% ± 10%，增加 10% ~ 20% 为过重，超过 20% 为肥胖，减少 10% ~ 20% 为消瘦，低于 20% 为明显消瘦。

体质指数（BMI）：又称体重指数，是用体重千克数除以身高米数平方得出的数值，是目前国际上常用的衡量人体胖瘦程度以及是否健康的一个标准。

（2）皮褶厚度

标准参考值为男性 12.5 mm，女性 16.5 mm。

二、患者的饮食护理

（一）帮助患者建立良好的饮食习惯

做好健康教育。帮助患者改变不适宜的饮食习惯。

为患者制定合理的饮食指导模式，使之逐步接受。

（二）患者进食前的护理

1. 环境准备

去除不良气味及不良视觉影响。

暂停非紧急的治疗、检查和护理。

如有病危或呻吟的患者，可用隔帘或屏风遮蔽。

如有条件可安排患者在病室餐厅共同进餐，以增加轻松、愉快的气氛。

2. 患者准备

减轻或去除那些易造成患者食欲减退的症状，如疼痛；减轻焦虑、抑郁等不良情绪。

确定患者是否需要大小便，需要时，协助其去卫生间或提供便器，使用便器后及时撤除，开窗通风以免病室内残留不良气味影响食欲。

协助患者洗手、漱口，必要时进行口腔护理。

协助患者采取舒适的进餐姿势，不便下床者，可安排坐位或半坐卧位，放置床上桌。

取得患者同意后，将治疗巾或餐巾围至患者胸前，以保护衣服和床上用品的清洁。

3. 护士准备

洗净双手，修剪指甲，衣帽整洁。

核对患者及饮食单，根据饮食单上不同的饮食要求，协助配餐员分发饮食。

掌握好当天当餐的特殊饮食要求，并仔细核对，防止差错。

（三）患者进食时的护理

核对患者及饮食单，并检查患者的饮食类型，避免发错饮食。督促和协助配餐员及时将热饮、热菜分发给每位患者。

鼓励患者自行进食，并协助将餐具、食物放到易取处。对于特殊患者，根据情况提供相应协助：①进流质饮食者，可用吸管吸吮。②不能自行进食者给予喂食。③对双目失明者或双眼被遮盖者，除遵守上述饮食要求外，应告诉患者饮食内容，以增加患者的进食兴趣。若患者要求自己进食，可按时钟平面图放置食物，并告知方向、食物名称，利于患者按顺序摄取，如 6 点钟方向放饭，12 点钟方向放汤，3

点钟及9点钟方向放菜等。

巡视病房，观察患者进食情况，征求患者对饮食制作的意见，及时向营养室反映。

及时处理患者进食过程中发生的特殊问题，如恶心、呕吐、呛咳和噎食。

（四）患者进食后的护理

进餐结束后，督促和协助患者洗手、漱口或为患者做口腔护理。

及时收回餐具，整理床单位。

评价患者进食内容和进食量是否达到营养要求。

对于未进食的患者，应了解原因，并通知其责任护士，以便改变饮食或采取其他的护理措施。

第三节　特殊饮食护理

对于不能正常摄食的患者，可以采取特殊方式进行营养支持，包括肠内营养和肠外营养等，以保障危重患者的营养素摄入。

肠内营养（EN）：指经胃肠道提供人体所需营养素的营养支持方式。

肠外营养（PN）：指经静脉途径提供人体所需营养素的营养支持方式。

一、管饲饮食

管饲饮食是指通过导管（包括口胃管、鼻胃管、鼻肠管或造口导管）将营养制剂、水分及药物灌入胃肠道内的方法，是一种既安全又经济的营养支持方法。根据导管插入的途径不同可分为口胃管（导管经口插入胃内）、鼻胃管（导管经鼻腔插入胃内）、鼻肠管（导管经鼻腔插入小肠内）、胃造口管（导管经胃造瘘口插入胃内或经胃造口管插入十二指肠或空肠）、空肠造口管（导管经空肠造瘘口插至空肠内）。

进行管饲时，要以胃肠道的病理情况、预计管饲时间和患者情况为依据选择具体方法。本书主要以鼻胃管为例讲解操作方法。鼻饲法是将导管经鼻腔插入胃肠道内，从管内输入流质食物、水和药物，以维持患者营养和治疗需要的技术。

（一）目的

对于不能自行经口进食的患者以鼻胃管供给多种营养，以满足患者对营养和治疗的需要。如昏迷患者、有口腔疾病或口腔手术后患者、上消化道肿瘤引起吞咽困难患者、因破伤风等不能张口的患者，以及早产儿、病情危重者、拒绝进食者等。

（二）评估

患者的年龄、意识、病情和治疗情况。

患者的心理状态与合作程度，是否愿意配合，有无鼻饲的经历。

患者鼻腔黏膜有无炎症、肿胀，有无鼻息肉及鼻中隔偏曲。

（三）操作前准备

1. 患者准备

了解鼻饲的相关知识，包括插管目的、操作中的配合方法及注意事项等；有活动义齿和佩戴眼镜者应取下，妥善保管。

2. 护士准备

护士着装整齐，洗手，修剪指甲，戴口罩。

3. 用物准备

治疗车上层放治疗盘。治疗盘内备：治疗碗、胃管、镊子 1 把、血管钳 1 把、压舌板、50 mL 注射器、治疗巾、液体石蜡、纱布、棉签、胶布、橡皮圈、安全别针、听诊器、手电筒、弯盘、流质饮食（38 ~ 40℃）、温开水、医嘱单、快速手消毒液、按需准备漱口或口腔护理用物及松节油、一次性清洁手套。

治疗车下层放水桶、生活垃圾桶、医用垃圾桶。

4. 环境准备

病室整洁、安静、无异味、光线适宜，无流动探视人员。

（四）实施

鼻饲法的具体护理操作见表 3-4。

表 3-4　鼻饲法的具体护理操作

操作流程	操作说明	操作要点
核对、解释	护士携用物至患者床旁，核对并解释操作的目的和配合要点	通过核对、解释减轻患者的紧张心理，取得患者良好的配合
安置体位	有义齿的患者取下义齿，根据患者病情，帮助患者取坐位、半坐位或仰卧位；昏迷患者头向后仰	有利于减轻患者咽反射，有利于胃管插入，防止呕吐物或异物导致误吸
保护床单位	铺治疗巾于患者颌下，弯盘置于患者口角旁，准备胶布，戴听诊器	防止污染患者衣物
鼻腔准备	观察鼻腔，选择通畅一侧，用湿棉签清洁鼻腔	观察鼻腔有无疾病，如鼻中隔偏曲、鼻息肉等，选择健侧
测量长度并标记	取出准备并检查过的胃管，测量插管长度并做好标记，一般成人由鼻到胃的距离为 45 ~ 55 cm	插入长度一般为前额发际至胸骨剑突处或由鼻尖经耳垂至胸骨剑突处的距离
润滑胃管	将少许液体石蜡倒于纱布上，润滑胃管前端	减少插管时的摩擦力

续表

操作流程	操作说明	操作要点
开始插管	一手用纱布托住胃管，一手持镊子夹住胃管前端，沿选定侧鼻孔轻轻插入 胃管插入 10 ～ 15 cm（咽喉部）时，根据患者具体情况进行插管。清醒患者：嘱患者做吞咽动作，顺势将胃管向前推进至预定长度。昏迷患者：左手将患者头托起，使下颌靠近胸骨柄，缓缓插入胃管至预定长度	插管时动作轻柔，镊子尖端勿碰及患者鼻黏膜以免造成损伤 吞咽动作可帮助胃管迅速进入食管，减轻患者不适，护士应随患者的吞咽动作插管 下颌靠近胸骨柄可增大咽喉通道的弧度，便于胃管顺利通过会咽部
确认	确认胃管是否在胃内	方法：①将注射器接胃管尾端能抽取胃液。②将听诊器放于患者胃部，用注射器快速注入 10 mL 空气，听到气过水声。③将胃管尾端置于盛水的治疗碗中无气泡逸出
固定	确定胃管在胃内后，使用高举平台法将胃管用胶布在鼻翼及面颊部固定	防止胃管移动或滑出
灌注食物	先注入少量温开水，然后缓慢灌注流质饮食或者药物，鼻饲结束后再注入少量温开水	每次灌注食物前均应确认胃管是否在胃内及是否通畅 鼻饲液注入前应先用水温计测试温度，以 38 ～ 40℃为宜 每次抽吸鼻饲液后冲净胃管并反折胃管尾端，防止空气进入胃内引起腹胀
处理胃管末端	将胃管盖好，用纱布包好，用橡皮筋扎紧或者用夹子夹紧，用别针固定于大单、枕旁或患者衣领处	防止食物反流和胃管脱落
操作后处理	协助患者清洁口、鼻腔，整理床单位 嘱患者维持原卧位 20 ～ 30 min 清洗注射器，放入治疗盘内，用纱布盖好备用 脱下一次性手套、洗手、记录	维持原卧位有助于防止呕吐 鼻饲用物应每次更换消毒 记录鼻饲的时间，鼻饲物的种类、量，患者反应等
拔管前准备	戴一次性手套 置弯盘于患者颌下，夹紧胃管末端，轻轻揭去固定的胶布	用于停止鼻饲或长期鼻饲需要更换胃管时 长期鼻饲应定期更换胃管，晚间拔管，次晨再从另一侧鼻孔插入 夹紧胃管，以免拔管时管内液体反流
拔出胃管	用纱布包裹近鼻孔处的胃管，嘱患者深呼吸，在患者呼气时拔管，边拔管边用纱布擦胃管，到咽喉处快速拔出	到咽喉处快速拔出，以免管内残留液体滴入气管
拔管后处理	将胃管放入弯盘，移出患者视线 清洁患者口鼻、面部，擦去胶布痕迹， 协助患者漱口，采取舒适卧位 整理床单位，清洁用物 脱下一次性手套、洗手，记录	避免污染床单位，减少患者的视觉刺激 可用松节油等消除胶布痕迹 记录拔管时间和患者反应

（五）注意事项

操作动作要轻稳，注意食管解剖特点，在通过食管三个狭窄处（环状软骨水平处、平气管分叉处、食管通过膈肌处）时要特别小心，避免损伤食管黏膜。

每次注入食物前应证实胃管是否在胃内，检查胃管是否通畅。先注入少量温开水冲管后再进行喂食，鼻饲完毕后再次注入少量温开水，防止鼻饲液残留而致凝结、变质。避免注入空气而导致腹胀。

灌注的鼻饲液温度应维持在 38 ～ 40℃，避免过冷或过热；每次鼻饲量不超过 200 mL，时间间隔不少于 2 h；果汁与奶液不能一次同时灌注，防止产生凝块；药片应研碎溶解后再注入。

长期鼻饲者应根据医嘱每天进行口腔护理，并定期更换鼻饲管，普通胃管每周更换一次，硅胶胃管每月更换一次。

食管胃底静脉曲张、食管梗阻的患者禁忌鼻饲。

二、要素饮食

要素饮食又称要素制剂，是一种人工精制、营养素齐全、以各种营养素的单体为基础、由无渣小分子物质组成的水溶性营养合成剂。

要素饮食的特点：①营养全面，可满足人体生长发育需要。②不需消化即可直接被小肠吸收。③成分明确，可根据需要增减某些成分，以达到治疗目的。④不含或少含残渣。⑤适用于临床治疗。⑥不含纤维素，对肝、胆、胰及消化道黏膜刺激性小。⑦多为干粉制剂，携带方便，易于保存。

（一）适应证与禁忌证

1. 适应证

超高代谢患者，如大面积烧伤、甲状腺功能亢进。

某些手术前准备或术后营养不良患者。

肠炎及其他腹泻患者、消化道瘘患者、慢性胰腺功能不全及短肠综合征等消化和吸收不良的患者。

2. 禁忌证

3 个月内婴儿、消化道出血患者、糖尿病患者慎用。

胃切除术后应慎用，因大量使用要素饮食可引起倾倒综合征。

（二）应用方法

1. 口服法

要素饮食口感欠佳，患者比较难耐受，因此临床应用较少。服用时可以适当添加调味料以增加口感。剂量由 50 mL/ 次逐渐增至 100 mL/ 次，根据病情服用。

2. 分次注入

将要素饮食用注射器通过鼻胃管或造瘘口注入胃肠内，每日 4 ～ 6 次，每次

250 ～ 400 mL。

3. 间歇滴注

将要素饮食倒入吊瓶内经输注管缓缓注入，每日 4 ～ 6 次，每次 400 ～ 500 mL，每次输注时间为 30 ～ 60 min。此操作反应较小，大多数患者能耐受。

4. 连续滴注

装置与间歇滴注相同，在 12 ～ 24 h 持续注入，也可用微量输液泵保持恒定滴速。浓度开始以 5% 为宜，逐渐调到 20% ～ 25%。开始速度以 40 ～ 60 mL/h 为宜，患者适应后可逐渐调到 120 mL/h，最多可到 150 mL/h。

（三）护理要点

严格执行无菌操作，所用器具均需灭菌后使用。

由临床医生、责任护士和营养师协商，根据患者的具体病情决定每一种要素饮食的具体营养成分、浓度、用量、滴入速度。原则上由低、少、慢开始，逐渐增加，待患者耐受以后再稳定配餐标准、用量及速度。

已配制好的溶液应存放于 4℃以下冰箱内，24 h 内用完，防止时间过长而变质。

口服温度为 37℃左右，鼻饲及经造瘘口注入时的温度宜为 41 ～ 42℃。

输注前后都应用温开水冲净管腔，以防食物积滞而腐败变质。

输注过程中应注意观察患者，如发现患者恶心、呕吐、腹胀、腹泻等症状时应立即查明原因，重新调整温度、速度和量，反应严重者可暂停滴入。

定期监测患者血糖、尿糖、血尿素氮、电解质、肝功能等指标，观察尿量、大便次数及性状，并记录体重，做好营养评估。长期使用者应补充维生素和矿物质。

停用时需逐渐减量，以防止低血糖反应出现。

三、肠外营养

肠外营养是指通过胃肠外途径供给机体能量及营养素，以满足机体代谢需要的营养支持疗法。肠外营养是通过周围静脉或中心静脉输入能量及各种营养素的一种营养支持方法，它与一般临床上常用的静脉补液有根本的区别。静脉输液除供给液体外，只能供给一小部分能量和电解质，而肠外营养可以按照患者的需要输入患者所需的全部营养物质，包括氨基酸、脂肪、各种维生素和微量元素。肠外营养不受患者食欲和消化功能的影响，在患者不能进食、没有消化酶的参与情况下，仍能使患者得到其所需的全部营养物质，是抢救危重患者的有效措施之一。

在具体实施中可分为部分肠外营养和全胃肠外营养两种，部分肠外营养主要是经肠营养摄入不足的一种补充，全胃肠外营养亦称全静脉营养，其提供的能量和营养素可满足生长和代谢的需要，如处理得当可使用数年。

（一）适应证和禁忌证

1. 适应证

超高代谢患者，如大面积烧伤、创伤。

不能或不宜经消化道进食的患者，如肠道广泛炎症性疾病、坏死性胰腺炎患者。

消化道需要休息或消化、吸收不良的患者，如严重胃肠水肿、吸收不良综合征患者。

补充治疗，如晚期的肝、肾衰竭、需保证营养需要的患者，肠梗阻患者术前的营养支持。

接受化疗、放疗期间的恶性肿瘤患者和接受骨髓移植的患者。

2. 禁忌证

胃肠道功能正常，能获得足够的营养。

估计应用时间不超过 5 d。

患者伴有严重水电解质紊乱、酸碱失衡、出凝血功能紊乱或休克时应暂缓使用，待内环境稳定后再考虑肠外营养。

已进入临终期、不可逆昏迷等患者不宜应用肠外营养。

（二）应用方法

1. 营养液输入途径

可以经周围静脉或中心静脉置管供给。

（1）周围静脉营养

适用于应用时间短、部分营养支持或中心静脉置管困难的患者。疗程一般不超过 15 d。

（2）中心静脉营养

适用于长期、全量补充营养的患者。常选择锁骨下静脉穿刺置管入上腔静脉。

2. 输注原则

根据患者的病情、年龄及耐受情况调节滴速和浓度。

速度：开始缓慢，逐渐增加滴速。一般成年人首日输液速度为 60 mL/h，次日 80 mL/h，第三天为 100 mL/h，且输注速度均匀。

浓度：先从低浓度逐渐增加至所需浓度。

用量：先少，再逐渐增加。至停用前 2 ~ 3 d 逐渐减量，不可骤停，以免出现低血糖反应。

（三）护理要点

1. 肠外营养护理

肠外营养护理应达到以下三个目标：①患者无感染，无代谢和水、电解质平衡紊乱发生。②患者能良好耐受肠外营养。③肠外营养输注系统安全、通畅。

2. 营养液配制及静脉穿刺操作

营养液配制及静脉穿刺操作必须严格遵守无菌操作原则。

3. 营养液尽量现配现用

营养液尽量现配现用，若暂不输注需在 4℃的冰箱内保存，保存时间不超过 24 h。

4. 导管护理

保持导管插入皮肤处干燥，并观察有无红肿，每日或隔日更换敷料一次，每周做一次细菌培养。

静脉导管与滴注导管接头应牢固连接，并用无菌敷料包裹，防止导管脱落与污染。

全胃肠外营养输液导管，不宜做抽血、输血、输血浆、输血小板、监测中心静脉压等，同时防止回血，避免堵塞导管。

每次滴注结束时，应在静脉导管内推注肝素封管，防止导管内有残余血液，凝固后堵塞管腔。

5. 滴注过程的观察与护理

保持滴注速度恒定，不可突然大幅度改变滴入速度或突然换用无糖溶液，以免发生低血糖，并注意有无异性蛋白输入引起的过敏反应。一般用输液泵来控制营养液滴速。

肠外营养液含糖量高，开始滴注速度宜慢，以 40 ～ 60 mL/h 为宜，逐渐加快速度，一般在几小时或一天内达到目标速率，防止发生高血糖症。

滴注期间经常巡视液体滴入情况，防止导管扭曲、堵塞。液体不可中断，防止空气栓塞。

如发现患者出现寒战、高热或恶心、心慌、出汗、胸闷等症状，应及时查明原因，报告医生，给予相应处理。

6. 监测

观察患者有无脱水、水肿、发热、黄疸等情况。

定期检查血糖、尿糖、电解质、血气分析、肝肾功能等项目，以便根据体内代谢变化及时调整营养液配方，防止并发症。

定期做好营养状况的评估，如评估血清蛋白和转铁蛋白含量及氮平衡等。

评估患者胃肠道功能的恢复情况，若病情允许，可少量多次给予进食，刺激胃肠道尽早恢复功能，逐步由肠外营养转向肠内营养。

（四）常见并发症的预防及护理

1. 置管相关并发症

在中心静脉置管时，若操作不慎，可引起气胸、血胸、神经损伤、导管扭曲或折断等。操作人员应严格遵守无菌操作规程，熟练掌握静脉导管留置技术，插管时动作轻稳，滴注过程中加强观察，发现并及时处理异常情况。

2. 代谢并发症

营养液输注的浓度、速度不当，或突然停用营养液等，可引起糖代谢紊乱、电解质失衡、肝功能损害等代谢并发症。护士应每日记录出入液量，协助进行实验室检测，遵医嘱定期抽血检查等。观察患者体内代谢情况，协助营养科根据化验结果随时调整营养配方。

3. 感染并发症

无菌操作不严格或导管长期留置等，都可引起局部或全身感染，严重时可引起败血症。护士应严格遵守无菌操作，注意观察穿刺局部或全身情况，患者持续高热，应寻找病因，若怀疑为静脉导管引起，或找不到其他病因，则应拔除导管，并将导管末端剪去一段，做细菌培养及药敏试验，同时遵医嘱全身应用抗生素，周围静脉补充适量液体。

第四章 清洁护理规范

清洁是人类最基本的需要之一，维持个体清洁是个体舒适、安全及健康的重要保证。患者清洁与护理是临床护理的基础工作，是优质护理服务的重要组成内容，包括口腔护理、头发护理、皮肤护理及晨晚间护理等操作。清洁护理可使患者感到舒适，预防感染及并发症，是满足患者最低层次需要的健康护理。

目前，临床实施的护理分级标准中规定，护理人员采用日常生活自理能力表（Barthel 指数评定量表）定期评定患者的日常生活自理能力，根据 Barthel 指数总分，确定患者的自理能力等级（分为重度依赖、中度依赖、轻度依赖和无须依赖 4 个级别），护理人员应根据患者自理能力等级的不同，为患者提供不同程度的清洁与护理。

第一节 清洁概述

清洁是指去除物体表面的污垢、尘埃和有机物等。医院中的环境（如医院地面、墙壁和家具等）、医疗护理用品（如口腔护理包、各类内镜等）和患者个体等都需要清洁。患者清洁是指去除患者身体表面的一切污垢，如尘埃、排泄物、分泌物等，使皮肤保持清爽洁净，维持其防御功能，促进血液循环，保护人体健康。

一、清洁的意义

随着医学科学的发展，护理的职能在不断延伸和扩展，护理手段也在不断完善和进步。清洁护理作为促进患者康复的重要条件，始终是护理工作永恒不变的基本内容。

无论是健康的人还是患者，都有对身体清洁的需求，而且当一个人患病时，对清洁的需求会比健康状态时更强烈。掌握良好的清洁护理知识、技术，指导并协助患者做好清洁卫生工作，不仅能够使患者感觉舒适，还能够通过与患者密切接触，进一步建立治疗性的护患关系。护理人员应正确认识并重视清洁护理，促进医、护、患关系向更加和谐健康的方向发展。

二、影响个体清洁舒适的因素

清洁舒适是护理的主要目标之一。舒适护理由美国学者 Kolcaba 于 1995 年首先提出，1998 年中国台湾萧丰富先生提出舒适护理模式，指出舒适护理模式是一种整体的、个体化的、有效的及创造性的新型护理模式，认为护理的最终目标就是给患者一个最舒适的状态，使其在生理、心理、社会上达到愉快状态，或缩短、降低其不愉快的程度，真正从心理、生理、社会以及精神方面达到舒适，使患者尽快地达到适应社会的状态。目前，我国舒适护理研究还处于初级阶段。想要在临床上开展舒适护理模式，就要求医院从硬件设施到护理方法上都能够充分满足患者的舒适需求。

（一）护理管理体制因素

舒适环境的管理是舒适护理模式最重要的内容，适宜的气味、温湿度、声音、光线等都能提高环境的舒适度，对患者的病情和情绪都有良好的帮助。我国现行的医院管理制度在进行病房分配时，主要考虑的是主治医生的分管床位，方便医生对患者的管理，而不是更多地考虑患者的具体需要与个性特点，这样很难满足所有患者对舒适度的要求。

（二）医护人员因素

医护人员的素质是向患者提供舒适护理的先决条件。要开展舒适护理，不仅要求护理人员全面掌握医学与护理知识，还要具备人文、心理、宗教等各方面的知识，对护理人员的素质提出了更高的要求。

（三）家庭成员的支持

患者的家庭成员是患者最为亲近的人，家人的支持和理解通常是其心理状态良好的根本保证。只有家庭成员的积极配合和支持，才能使患者更好地配合治疗，使护士能够顺利地开展舒适护理。

第二节　口腔护理

口腔是消化道的起始端，由唇、颊、腭、牙齿、牙龈、舌等组成，具有摄食、咀嚼、消化、吞咽、发音及辅助呼吸等生理功能。口腔健康是人体健康的重要组成部分。1981 年 WHO 制定的口腔健康标准是“牙齿清洁、无齿洞，无疼痛感，牙龈颜色正常，无出血现象”。换言之，口腔健康的人应具有良好的口腔卫生习惯、健全的口腔功能，且无任何口腔疾病。良好的口腔卫生可促进机体的健康和舒适。因口腔的温度、湿度及食物残渣适宜微生物的生长繁殖，故口腔中经常存在非致病菌群和（或）致病菌群。人在健康时身体抵抗力较强，加上饮水、咀嚼、刷牙、漱口等行为能够对细菌起到较为良好的清除效果，因此一般很少发病。但在患病时，机体抵抗力降低，并可能伴有因进食或饮水障碍等造成的口腔清洁能力下降，口内细菌迅速繁殖，口腔卫生不良，甚至导致口腔发生局部炎症，产生溃疡，从而出现口臭，影响患者情绪、食欲及消化功能，严重者可能因感染而发生败血症。因此，口腔护理非常重要。护理人员应认真评估和判断患者的口腔卫生状况，观察舌质、舌苔变化，及时给予相应的护理措施和必要的卫生指导。对于生活不能自理的患者，护士需依据其病情及自理能力等级，协助完成口腔护理。

一、口腔卫生评估

口腔评估的目的是确定患者现存或潜在的口腔卫生问题，以制订护理计划，提供恰当的护理措施，从而预防或减少口腔疾病的发生。

（一）口腔卫生状况

口腔卫生状况的评估，包括口唇、口腔黏膜、牙龈、牙齿、舌、腭、唾液及口腔气味等。此外，还应评估患者口腔清洁状况和日常习惯，如刷牙、漱口或清洁义齿的方法、次数及清洁程度等。

（二）自理能力

评估患者口腔清洁过程中的自理程度。对于记忆功能减退或丧失的患者，可能需要他人提醒或指导方能完成口腔清洁活动；对于自我照顾能力表示怀疑的患者，应鼓励其发挥自身潜能，减少对他人的依赖，不断增强自我照顾能力。

（三）对口腔卫生保健知识的了解程度

评估患者对保持口腔卫生重要性的认识程度及预防口腔疾病等相关知识的了解程度，如刷牙方法、口腔清洁用具的选用、牙线的使用方法、义齿的护理，以及影响口腔卫生的因素等。

在为患者进行口腔护理前，应对患者的口腔健康状况进行全面评估。评估时，可采用口腔护理评估表（见表 4-1）。口腔护理评估表将口腔卫生状况分为好、一般和差，分别计为 1 分、2 分和 3 分。总分为各项目之和，分值范围为 12 ～ 36 分。分值越高，表明患者口腔卫生状况越差，越需加强口腔卫生护理。

表 4-1　口腔护理评估表

部位	1分	2分	3分
唇	滑润、质软，无裂口	干燥，有少量痂皮，有裂口，有出血倾向	干燥，有大量痂皮，有裂口，有分泌物，易出血
黏膜	湿润，完整	干燥，完整	干燥、黏膜破损或有溃疡面
牙龈	无出血及萎缩	轻微萎缩，出血	有萎缩，容易出血、肿胀
牙 / 义齿	无龋齿，义齿合适	无龋齿，义齿不合适	有许多空洞，有裂缝，义齿不合适，齿间流脓液

续表

部位	1分	2分	3分
牙垢/牙石	无牙垢或者有少许牙石	有少量至中量牙垢或中量牙石	大量牙垢或牙石
舌	湿润，少量舌苔	干燥，有中量舌苔	干燥，有大量舌苔或覆盖黄色舌苔
腭	湿润，无或有少量碎屑	干燥，有少量或中量碎屑	干燥，有大量碎屑
唾液	中量、透明	少量或过多量	半透明或黏稠
气味	无味或有味	有难闻气味	有刺鼻气味
损伤	无	唇有损伤	口腔内有损伤
自理能力	完全自理	部分依赖	完全依赖
健康知识	大部分知识来自实践，刷牙有效，使用牙线清洁牙齿	有些错误观念，刷牙有效，未使用牙线清洁牙齿	有许多错误观念，很少清洁口腔，刷牙无效，未使用牙线清洁牙齿

（四）口腔特殊问题

评估患者是否存在特殊的口腔问题。佩戴义齿者，取下义齿前，应先观察义齿佩戴是否合适，有无义齿连接过紧，说话时义齿是否容易滑下；取下义齿后，观察义齿内套有无结石、牙斑及食物残渣等，检查义齿表面有无破损和裂痕等。若患者因口腔或口腔附近的治疗、手术等戴有特殊装置或管道，应注意评估佩戴状况、对口腔功能的影响及是否存在危险因素。

二、一般口腔护理

（一）口腔卫生指导

护士应与患者讨论口腔卫生的重要性，定时检查患者口腔卫生情况，指导患者养成良好的口腔卫生习惯，提高口腔健康水平。

1. 正确选择和使用口腔清洁用具

牙刷是清洁口腔的必备工具，应选择刷毛质地柔软、刷头小、表面平滑、刷柄直而扁平的牙刷。尼龙刷毛软硬度和弹性适中，耐磨性好，对牙齿的清洁和按摩作用较佳，不会损伤牙龈。不可使用已磨损的牙刷或硬毛牙刷，因其不仅清洁效果欠佳，且易导致牙齿磨损及牙龈损伤。牙刷在使用间隔应保持清洁和干燥，至少每3个月更换一次。应选用无腐蚀性的牙膏，以免损伤牙齿。含氟牙膏具有抗菌和保护牙齿的作用，可推荐使用。药物牙膏可抑制细菌生长，具有预防龋齿、治疗牙周病或牙齿过敏的作用，可根据需要选择使用。

2. 采用正确的刷牙方法

刷牙可清除食物残渣，有效减少牙齿表面与牙龈边缘的牙菌斑，而且具有按摩牙龈的作用，有助于减少口腔环境中的致病因素，增强组织抗病能力。刷牙通常于晨起和就寝前进行，每次餐后也建议刷牙，刷牙的最佳时间是进食后的 30 min，每次刷牙应不少于 3 min。刷牙不仅可以使口气清新，还可以防止食物残渣为牙齿表面的细菌提供营养。目前提倡的刷牙方法有颤动法和竖刷法。

（1）颤动法

刷牙时刷毛与牙齿呈 45° 角，使牙刷毛的一部分进入牙龈与牙面之间的间隙，另一部分伸入牙缝内，来回快速做短距离的颤动。每次只刷 2 ～ 3 颗牙齿，刷完一个部位后再刷相邻部位。对于前排牙齿内面，可用牙刷毛面的顶部以环形颤动方式刷洗；刷牙齿咬合面时，将刷毛压在咬合面上，使毛端深入裂沟区做短距离的前后来回颤动。

（2）竖刷法

将牙刷毛末端置于牙龈和牙冠交界处，沿牙齿方向轻微加压，沿牙缝纵向刷洗，刷上牙时向下刷，刷下牙时向上刷。牙的内外面和咬合面都要刷到。在同一部位要反复刷多次。这种方法可以有效减少菌斑及软垢，并能刺激牙龈，使牙龈外形保持正常。

3. 配合使用牙线与舌苔刷

牙缝间的食物残渣通过刷牙很难清除，会导致有害物质在牙缝深层的积存和腐败。口气的产生与此关系明显。因此,刷牙后使用牙线可以彻底清洁牙齿。尼龙线、丝线及涤纶线均可作牙线材料，建议每日使用牙线剔牙 2 次，餐后立即进行效果更佳。具体操作方法是将牙线两端分别缠于双手示指或中指，以拉锯式将其嵌入牙间隙。拉住牙线两端使其呈“C”形，滑动牙线至牙龈边缘，绷紧牙线，沿一侧牙面前后移动牙线以清洁牙齿侧面，然后弹出，再换另一侧，反复数次直至牙面清洁或将嵌塞食物清除。使用牙线后，需彻底漱口以清除口腔内的碎屑。操作中注意对牙齿侧面施加压力时，施力要轻柔，切忌猛力下压牙线，以免损伤牙龈。

对于舌苔的卫生要特别注意。舌苔不能过度刷洗，经常用力刮舌苔，会损伤舌乳头，刺激味蕾，造成舌背部麻木，味觉减退、食欲下降。可使用特殊的舌苔刷来清洁舌苔。

4. 定期进行口腔检查与洁牙

口腔医生建议每 6 ～ 12 个月需要洁牙一次,并做全面的口腔检查。这样可以使口腔疾病消灭在萌芽状态，既简单有效，又不会产生过高的花费。

（二）义齿的清洁护理

牙齿缺失者通过佩戴义齿可便于咀嚼食物和与人交谈，以及维持良好的口腔外形和个人外观。因日间佩戴义齿会积聚食物碎屑、牙菌斑及牙石，故应在餐后取下义齿进行清洗，其清洗方法与刷牙法相同。夜间休息时，应将义齿取下，使牙龈得到充分休息，防止细菌繁殖，并按摩牙龈。当患者不能自行清洗口腔时，护士应协助患者完成义齿的清洁护理。操作时护士戴好手套，取下义齿，清洁义齿并进行口腔护理。取下的义齿不应浸没于热水或乙醇溶液中，以免变色、变形及老化。佩戴义齿前，护士应协助患者进行口腔清洁，并保持义齿浸润以减少摩擦。

三、特殊口腔护理

对于高热、昏迷、危重、禁食、鼻饲、口腔疾病、术后及生活不能自理的患者，护士应遵医嘱给予特殊口腔护理，一般每天 2 ~ 3 次。若病情严重或有特殊需要，则应酌情增加次数。

（一）护理目的

保持口腔清洁、湿润，预防口腔感染等并发症；预防或减轻口腔异味，清除牙垢，增进食欲，促进舒适；评估口腔内的变化（如黏膜、舌苔及牙龈等），提供患者病情动态变化的信息。

（二）护理评估

患者的年龄、病情、意识、心理状态、配合程度及口腔卫生状况。

患者口唇、口腔黏膜、牙龈、舌苔有无异常；口腔有无异味；牙齿有无松动，有无活动性义齿。

患者的心理状态和合作程度。

（三）操作前准备

1. 环境准备

环境宽敞，光线充足或有足够的照明。

2. 患者准备

了解口腔护理的目的、方法、注意事项及配合要点；采取舒适、安全且易于操作的体位。

3. 护士准备

衣帽整洁，修剪指甲，洗手，戴口罩。

4. 用物准备

治疗盘内备：治疗碗 2 个（分别盛漱口溶液和浸湿的无菌棉球）、镊子、弯止血钳、弯盘、压舌板、吸水管、棉签、液体石蜡、手电筒、纱布数块、治疗巾。必要时备开口器。

治疗盘外备：常用漱口液、口腔外用药（按需准备，常用的有口腔溃疡膏、西瓜霜、维生素 B_2 粉末等）、手消毒液。治疗车下层备有生活垃圾桶和医用垃圾桶。

（四）护理操作

特殊口腔护理操作见表 4–2。

表 4-2　特殊口腔护理的具体操作

操作步骤	操作说明	操作要点
核对	备齐用物，携至患者床旁，核对患者床号及姓名	便于操作 确认患者
体位	协助患者侧卧或仰卧，头偏向一侧，面向护士	便于分泌物及多余水分从口腔流出，防止反流造成误吸 使患者移近护士，利于护士操作时节力
铺巾置盘	铺治疗巾于患者颈下，置弯盘于患者口角旁	防止床单、枕头及患者衣服被浸湿
湿润口唇		防止口唇干裂者直接张口时破裂出血
漱口	协助患者用吸水管吸水漱口	
口腔评估	嘱患者张口，护士一手持手电筒；另一手持压舌板观察口腔情况。昏迷患者或牙关紧闭者可用张口器协助张口	便于全面观察口腔内状况（溃疡、出血点及特殊气味） 开口器应从臼齿内处放入，牙关紧闭者不可使用暴力使其张口，以免造成损伤 有活动义齿者，取下义齿并用冷水刷洗，浸于冷水中备用
按顺序擦拭	用弯止血钳夹取含有无菌溶液的棉球，拧干棉球 嘱患者咬合上、下齿，用压舌板轻轻撑开左侧颊部，擦洗左侧牙齿的外面。纵向擦洗牙齿，按顺序由臼齿洗向门齿。同法擦洗右侧牙齿的外面 嘱患者张开上、下齿，擦洗牙齿左上内侧面、左上咬合面、左下内侧面、左下咬合面，弧形擦洗左侧颊部。 同法擦洗右侧牙齿 擦洗舌面及硬腭部 擦洗完毕，再次清点棉球数量	棉球应包裹止血钳尖端，防止钳端直接触及口腔黏膜和牙龈 止血钳须夹紧棉球，每次一个，防止棉球遗留在口腔内 棉球不可重复使用，一个棉球擦洗一个部位 擦洗过程中动作应轻柔，特别是对凝血功能障碍的患者，应防止碰伤黏膜和牙龈 勿触及患者咽部，以免引起恶心 防止棉球遗留口腔
再次漱口	协助患者用吸水管吸水漱口，将漱口水吐入弯盘，纱布擦净口唇	保持口腔清爽 有义齿者，协助患者佩戴义齿
再次评估口腔状况		确定口腔清洁是否有效
润唇	口唇涂液状石蜡或润唇膏，酌情涂药	防止口唇干燥、破裂 如有口腔黏膜溃疡，可局部涂口腔溃疡膏 确保患者舒适、安全
操作后处理	撤去弯盘及治疗巾 协助患者取舒适卧位，整理床单位 整理用物 洗手 记录	弃口腔护理用物于医用垃圾桶内 减少致病菌传播 记录口腔卫生状况及护理效果

（五）护理评价

患者口唇润泽，感到清爽、舒适、无刺激，口腔卫生改善，黏膜、牙齿无损伤。患者出现异常情况时，护士及时处理。

患者及家属知晓护士告知事项，对护理效果满意。

第三节　头发护理

头发护理是患者每日卫生护理的一项重要内容。经常梳理和清洁头发，可及时清除头皮屑和灰尘，使头发清洁易梳理。同时，经常梳头和按摩头皮，可促进头部血液循环，增进上皮细胞营养，促进头发生长，预防感染发生。良好的头发外观对维护个人形象、保持良好心态及增强自信十分重要。对于病情较重、自我完成头发护理受限的患者，护士应予以适当协助。

一、评估

（一）头发与头皮状况评估

观察头发的分布、浓密程度、长度、颜色、韧性与脆性及清洁状况，注意观察头发有无光泽、发质是否粗糙及尾端有无分叉；观察头皮有无头皮屑抓痕、擦伤及皮疹等情况，并询问患者有无头皮瘙痒。健康的头发应清洁、有光泽、整齐、浓密适度、分布均匀，头皮清洁、无头皮屑、无损伤。头发的生长和脱落与机体营养状况、内分泌状况、遗传因素、压力及某些药物的使用等因素有关。

（二）头发护理知识及自理能力评估

评估患者及家属对头发清洁护理相关知识的了解程度、患者的自理能力等。

（三）患者的病情及治疗情况评估

评估是否存在因患病或治疗妨碍患者头发清洁的因素。

二、头发清洁护理

多数患者可自行完成头发的清洁护理，但患病或身体衰弱会妨碍个体进行日常的头发清洁，导致头发清洁度降低。对于长期卧床、关节活动受限、肌肉张力降低或共济失调的患者，护士应协助其完成头发的清洁和梳理。护士在协助患者进行头发护理前，应询问患者的个人习惯，以便调整护理方法以适应患者需要。

（一）床上梳头

1. 护理目的

去除头皮屑和污垢，保持头发清洁，减少感染概率；按摩头皮，保持头部血液循环，促进头发的生长和代谢；维持患者自尊，增加患者自信，建立良好的护患关系。

2. 护理评估

患者的年龄、病情、意识、心理状态、配合程度。

患者头发卫生情况及头皮状况。

3. 操作前准备

（1）环境准备

宽敞，光线充足或有足够的照明。

（2）患者准备

①了解梳头的目的、方法、注意事项及配合要点。②根据病情，采取平卧位、坐位或半坐卧位。

（3）护士准备

衣帽整洁，修剪指甲，洗手，戴口罩。

（4）用物准备

治疗盘内备梳子、治疗巾、纸袋。必要时备发夹，橡皮圈（套）、30% 乙醇溶液。治疗盘外备手消毒液。治疗车下层备生活垃圾桶、医用垃圾桶。

4. 护理操作

床上梳头具体操作见表 4–3。

表 4–3　床上梳头操作步骤及要点说明

操作步骤	操作说明	操作要点
核对	备齐用物，携至床旁，核对患者床号和姓名	便于操作 确认患者
体位	根据病情协助患者取坐位或半坐卧位	若患者病情较重，可协助其取侧卧或平卧位，头偏向一侧
铺治疗巾	坐位或半坐卧位患者，铺治疗巾于患者肩上；卧床患者，铺治疗巾于枕上	避免碎发和头皮屑掉落在枕头或床单上
梳头	将头发从中间分成两股，护士一手握住一股头发，一手持梳子，由发根梳向发梢	梳头时尽量使用圆钝齿的梳子，以防损伤头皮；如发质较粗或烫成卷发，可选用齿间较宽的梳子 如遇长发或头发打结不易梳理时，应沿发梢到发根的方向进行梳理。可将头发绕在手指上，也可用 30% 乙醇溶液湿润打结处，再慢慢梳理开；避免过度牵拉，使患者感到疼痛
编辫子	根据患者喜好，将头发编辫或扎成束	发辫不宜扎得太紧，以免引起疼痛
操作后处理	将脱落的头发置于纸袋中，撤去治疗巾 协助患者取舒适卧位，整理床单位 整理用物 洗手 记录	将纸袋弃于生活垃圾桶内 促进患者舒适，保持病室整洁 减少致病菌传播 记录执行时间及护理效果

5. 护理评价

患者及家属能够知晓护士告知的事项，对梳头效果满意。

患者头发清洁、整齐，感觉舒适。

护理过程安全，患者出现异常情况时，护士及时处理。

（二）床上洗头

洗头频率取决于个人日常习惯和头发卫生状况。对于出汗较多或头发上沾有各种污渍的患者，应酌情增加洗头次数。根据患者健康状况、体力和年龄，可采用多种方式为患者洗头。身体状况好的患者，可在浴室内采用淋浴方法洗头；不能淋浴的患者,护士可协助患者坐于床旁椅上行床边洗头；卧床患者可行床上洗头。总之，洗头时应确保患者安全，以舒适及不影响治疗为原则。长期卧床患者，应每周至少洗头一次。

护士在实际工作中可根据医院的现有条件为患者进行床上洗头，如采用马蹄形垫、扣杯法或洗头车等方法，目前临床工作中多采用洗头车床上洗头法。

1. 护理目的

去除头皮屑和污物，清洁头发，减少感染概率；按摩头皮，促进头部血液循环及头发生长代谢；促进患者舒适，增进身心健康，建立良好护患关系。

2. 护理评估

患者的年龄、病情、意识、心理状态，配合程度。

患者头发卫生情况及头皮状况。

3. 护理计划

（1）环境准备

环境安全，保暖，关好门窗，调节适宜的室温 22 ~ 26℃。

（2）患者准备

①了解洗头的目的、方法、注意事项及配合要点。②按需给予便器，协助患者排便。③告知患者操作中如有不适及时通知护士。

（3）护士准备

衣帽整洁，修剪指甲，洗手，戴口罩。

（4）用物准备

①治疗盘内备：橡胶单、浴巾、毛巾、别针、眼罩或纱布、耳塞或棉球（以不吸水棉球为宜）、量杯、洗发液、梳子。②治疗盘外备：橡胶马蹄形卷或自制马蹄形垫、水壶（内盛 38 ~ 40℃热水或按患者习惯调制），脸盆或污水桶、手消毒液，需要时可备电吹风。③治疗车下层备有生活垃圾桶和医用垃圾桶。

4. 护理操作

床上洗头的具体护理操作见表 4–4。

表 4–4　床上洗头的具体护理操作

操作步骤	操作说明	操作要点
核对	携用物至患者床旁，核对患者姓名和床号	便于操作，确认患者
围毛巾	将衣领松开向内折，将毛巾围于颈下，别针固定	
铺橡胶单	铺橡胶单和浴巾于枕上	保护床单、枕头及盖被不被沾湿
体位	协助患者取仰卧位，上半身斜向床边，头部枕于洗头车的头托上，将接水盘置于患者头下	
保护眼耳	用棉球或耳塞塞好双耳，用纱布或眼罩遮盖双眼	防止操作中水流入眼部和耳部
洗发	松开头发，用温水充分湿润头发 取适量洗发液于掌心，均匀涂遍头发，由发际至脑后部反复揉搓，同时用指腹轻轻按摩头皮 一手抬起头部，另一手洗净后部头发 温水冲洗头发，直至冲净	确保水温适宜 揉搓力适中，避免用指甲搔抓以防损伤头皮 按摩可促进头部血液循环 头发上若残留洗发液，会刺激头发和头皮，并使头发变得干燥
擦干头发	解下颈部毛巾，擦去头发水分。取下眼部的眼罩和耳内的棉球。用毛巾包好头发，擦干面部	及时擦干头发，避免患者着凉
操作后处理	撤去洗发用物 将枕移向床头，协助患者取舒适体位 解下包头毛巾，用浴巾擦干头发，用梳子梳理整齐 用电吹风吹干头发，梳理成型 协助患者取舒适卧位，整理床单位 整理用物 洗手 记录执行时间及护理效果	确保患者舒适、整洁

5. 护理评价

患者头发清洁，感觉舒适，个人形象良好。

操作动作轻稳，保证患者安全，正确运用节力原则。

护患沟通有效，保护患者的自尊，满足患者身心需要。

第四节　皮肤护理

皮肤是人体面积最大的器官，具有保护机体、调节体温、感觉、吸收、分泌及排泄等功能。完整的皮肤是抵御外界有害物质入侵的第一道防线。皮肤的新陈代谢迅速，其代谢产物如皮脂、汗液及表皮碎屑等与外界细菌和尘埃结合形成污垢，黏附于皮肤表面，如不及时清除，可刺激皮肤，降低皮肤抵抗力，以致破坏其屏障作用，成为细菌入侵的门户，造成各种感染。皮肤护理有助于维持身体的完整性，促进舒适，预防感染，防止压疮及其他并发症的发生；同时还可维护患者自身形象，促进康复。

一、皮肤状况评估

皮肤状况可反映个体健康状态。健康的皮肤温暖、光滑、柔嫩、不干燥、不油腻，且无发红、无破损、无肿块和无其他疾病征象。患者自我感觉清爽、舒适，无任何刺激感，对冷、热及触摸等感觉良好。护士可通过视诊和触诊评估患者皮肤，作为患者一般健康资料和清洁护理的依据。护士在评估患者皮肤时，应仔细检查皮肤的色泽、温度、柔软性、厚度、弹性、完整性、感觉及清洁度，同时注意体位、环境（如室温）、汗液量、皮脂分泌、水肿及色素沉着等因素对评估准确性的影响。

（一）颜色

肤色因人而异，与种族及遗传有关。此外，身体的不同部位及身体的同一部位因姿势和环境因素的影响也存在差别。临床上常见的异常皮肤颜色包括以下几种。

1. 苍白

常见于休克和贫血患者，为血红蛋白减少所致。

2. 发绀

皮肤黏膜呈青紫色，常见于口唇、耳郭、面颊和肢端，为单位容积血液中还原血红蛋白量增高所致。于皮肤上轻轻施压，使皮肤呈苍白状，除去压力后观察颜色的恢复情况。正常情况下，皮肤应在 1s 内恢复原来颜色。如患者有发绀现象，受压处皮肤颜色首先从边缘处恢复，且恢复速度较正常皮肤慢。

3. 发红

为毛细血管扩张充血，血流速度加快及红细胞含量增多所致。生理情况见于运动、饮酒后；疾病情况见于发热性疾病，如大叶性肺炎、肺结核及猩红热等。

4. 黄染

皮肤、黏膜发黄称为黄染。皮肤黏膜乃至体液及其他组织黄染时，称为黄疸，是为胆道阻塞、肝细胞损害或溶血性疾病导致血中胆红素浓度增高所致。早期或轻微黄疸常见于巩膜，较明显时才见于皮肤。

5. 色素沉着

由于皮肤基底层黑色素增多，局部或全身皮肤色泽加深。

（二）温度

皮肤温度有赖于真皮层循环血量，可提示有无感染和循环障碍。如局部炎症或全身发热时，循环血量增多，局部皮温增高；休克时，末梢循环差，皮温降低。另外，皮肤温度受室温影响，并伴随皮肤颜色的变化。皮肤苍白多由于环境较冷或有循环障碍；皮肤发红多由于环境较热或炎症存在。

（三）柔软性和厚度

皮肤柔软性受皮肤含水量、皮下脂肪量、质地、饱满性、真皮层纤维的弹性，以及皮肤水肿等因素的影响。皮肤厚度受身体部位、年龄及性别等因素的影响。如手掌、脚掌皮肤较厚，而眼睑、大腿内侧皮肤则较薄；婴儿皮肤一般平滑、柔软、较薄，而老年人皮肤则较干燥、粗糙；男性皮肤较女性皮肤厚。

（四）弹性

检查皮肤弹性时可从上臂内侧提起少量皮肤，放松时如果皮肤很快复原，表明皮肤弹性良好。一般老年人或脱水患者皮肤弹性较差，当提起其少量皮肤再放松时，皮肤复原较慢。

（五）完整性

检查皮肤有无破损、斑点、丘疹、水疱或硬结。应特别注意患者皮肤有无损伤及损伤的状况，如皮肤损伤部位、损伤范围等。

（六）感觉

通过触诊评估患者皮肤的感觉功能。用适度的压力触摸患者皮肤，询问患者皮肤的感觉，并嘱患者描述对护士手指温度的感受。若对温度、压力及触摸存在感觉障碍，表明患者皮肤可能存在广泛性或局限性损伤。

（七）清洁度

通过嗅患者体味和观察患者皮肤的湿润度、有无污垢及皮脂情况来评估皮肤清洁度。评估中应注意不易触及的皮肤隐匿部位，如女性乳房、会阴部，以及男性阴囊部位。

对存在感觉功能障碍、机体活动障碍及供血不足的患者，应加强其皮肤评估。对发现的皮肤问题，应向患者解释所需进行的皮肤护理，并指导患者正确保护皮肤。

二、皮肤护理技术

（一）皮肤清洁卫生指导

1. 采用合理的清洁方法

皮脂积聚会刺激皮肤，阻塞毛孔并形成污垢，因此护士应指导患者定期沐浴。通过沐浴可清除积聚于皮肤上的油脂、汗液、死亡的表皮细胞及部分细菌，有助于刺激皮肤的血液循环。同时，沐浴能使个体产生更多健康感，自我感觉清新、放松，可维持外表和自尊。特别是对于出汗较多的患者，增加沐浴频率并保持皮肤清洁可防止因皮肤潮湿而致的皮肤破损。但对于皮肤干燥的患者，应酌情减少沐浴次数。此外，在协助患者沐浴过程中，护士应注意观察患者皮肤状况和身体情况，并评估患者心理、社会需求，促进良好护患关系的建立。

沐浴的范围、方法和需要协助的程度取决于患者的自理能力、活动能力、健康状况及个人习惯等。应鼓励患者自行沐浴，预防因机体长期不活动而引起压疮等并发症。一般全身状况良好者，可行淋浴或盆浴。妊娠 7 个月以上的孕妇禁用盆浴。传染病患者应根据病情和隔离原则进行沐浴。对于活动受限的患者可采用床上擦浴。对存在体力依赖或认知障碍的患者，护士在为其提供皮肤护理时应更加注意观察皮肤状况。

无论患者采取何种沐浴方式，护士均应遵循以下原则：①提供私密空间，关闭门窗或拉上隔帘。为患者擦浴时，只暴露正在擦洗的部位，注意适时遮盖身体其他部位，保护患者隐私。②保证安全，沐浴区域应配备必要的安全措施，如防滑地面、扶手等；在离开患者床单位时，需妥善安放床栏（特别是对于不能自理或意识丧失患者）；在临时离开病室时，应将呼叫器放于患者易取位置。③注意保暖，关闭门窗，控制室温，避免空气对流。皮肤潮湿时，空气对流易导致热量大量散失。沐浴过程中尽量减少患者身体暴露，避免患者着凉。④提高患者自理能力，鼓励患者尽可能参与沐浴过程，患者需要时再给予协助。⑤预测患者需求，事先将换洗的干净衣服和卫生用品置于患者床边或浴室内。

2. 正确选择清洁用品

护士应根据患者的皮肤状况、个人喜好及清洁用品的性质、使用目的和效果选择沐浴用品和护肤用品：①浴皂可有效清洁皮肤，对于皮肤易过敏者，应使用低致敏性浴皂。对于皮肤特别干燥或有破损者，应用温水清洗，避免使用浴皂。②润肤剂可在体表形成油脂面，防止水分蒸发，具有软化皮肤作用。常用的润肤剂包括羊毛脂和凡士林类护肤品。③爽身粉可减少皮肤摩擦，吸收多余水分，并抑制细菌生长。一般情况下，可选择 1 ~ 2 种浴皂（浴液）和润肤剂对患者进行皮肤清洁护理。在考虑患者喜好时，对于患者不能使用的清洁用品需向患者讲明原因，劝阻患者使用，取得患者理解。

（二）淋浴和盆浴

病情较轻，有自理能力的患者，可采用淋浴或盆浴。护士应根据患者的需要和病情选择适当的沐浴方式，确定沐浴时间和次数，并根据患者自理能力适当予以协助。

1. 护理目的

去除皮肤污垢，保持皮肤清洁，促进身心舒适，增进健康；促进皮肤血液循环，增强其排泄功能，预防感染、压疮等并发症；观察全身皮肤有无异常，为临床诊治提供依据；活动患者肢体，预防肌肉挛缩、关节僵硬等并发症，维持良好精神状态；为护士提供观察患者并与患者建立良好护患关系的机会。

2. 护理评估

评估患者的年龄、病情、意识、自理能力、心理状态、配合程度、皮肤情况及日常沐浴习惯。

3. 操作前准备

（1）环境准备

调节室温＞22℃，水温以皮肤温度为参考，夏季可略低于体温，冬季可略高于体温。

（2）患者准备

了解沐浴的目的、方法及注意事项。根据需要协助患者排便。

（3）护士准备

衣帽整洁，修剪指甲，洗手，戴口罩。

（4）用物准备

脸盆、毛巾、浴巾、浴皂（根据皮肤情况选择酸、碱度适宜的浴皂或浴液）、洗发液、清洁衣裤、拖鞋、手消毒液。治疗车下层备有生活垃圾桶和医用垃圾桶。

4. 护理操作

淋浴和盆浴的具体护理操作见表 4–5。

表 4–5　淋浴和盆浴的具体护理操作

操作步骤	操作说明	操作要点
核对	备齐用物，携至床旁，核对患者床号、姓名、腕带，询问患者有无特殊用物需求	便于操作 确认患者
备物	检查浴盆或浴室是否清洁，浴室放置防滑垫，协助患者准备沐浴用品和护肤用品。将用物放于浴盆或浴室内易取处	防止致病菌传播，防止患者在取用物时出现意外性跌倒 防止患者出现意外性滑倒或跌倒 避免患者受凉或意外性烫伤
解释	协助患者入浴室。嘱患者穿好浴衣和拖鞋。指导患者正确调节冷、热水开关及使用浴室呼叫器。嘱患者进、出浴室时扶好安全把手。浴室不应锁门，将“正在使用”标记挂于浴室门外	一旦发生意外，护士能及时入内 在确保安全的前提下，保护患者隐私，必要时可在旁守护，防止患者发生意外，确保患者安全
沐浴	患者沐浴时，护士应在能呼唤到的地方，并每隔 5 min 检查 1 次患者的情况，注意观察患者在沐浴过程中的反应	当患者使用呼叫器时，护士应先敲门再进入浴室，以保护患者隐私 如患者采用盆浴，应根据情况协助患者移出浴盆，帮助患者擦干皮肤 浴盆浸泡时间应小于 20 min，浸泡过久易导致疲倦
操作后处理	根据情况协助患者穿好清洁衣裤和拖鞋。协助患者回病室，取舒适体位 清洁浴盆或浴室，整理用物放回原处。将“未用”的标记挂于浴室门外 洗手	保暖，防止患者受凉 防止致病菌通过潮湿的物品传播 减少致病菌传播
记录	记录执行时间及护理效果	利于评估

5. 护理评价

患者沐浴过程安全，无意外发生。

沐浴后患者感到舒适、清洁，精神放松、愉快。

患者皮肤感到温暖、无刺激，血液循环良好。

（三）床上擦浴

病情较重、长期卧床、制动或活动受限（如使用石膏、牵引）、生活不能自理的患者，可选用床上擦浴。

1. 护理目的

去除皮肤污垢，保持皮肤清洁，促进身心舒适，增进健康；促进皮肤血液循环，增强其排泄功能，预防感染，压疮等并发症；观察全身皮肤有无异常，为临床诊治提供依据；活动患者肢体，预防肌肉挛缩、关节僵硬等并发症，维持良好精神状态；观察患者一般情况，提供病情信息。

2. 护理评估

患者的年龄、病情、意识、心理状态、合作程度及皮肤卫生状况。

3. 操作前准备

（1）环境准备

调节室温在24℃以上，关好门窗，拉上窗帘或屏风遮挡。

（2）患者准备

了解床上擦浴的目的、方法、注意事项及配合要点；病情稳定，全身状况较好；根据需要协助患者排便。

（3）护士准备

衣帽整洁，修剪指甲，洗手，戴口罩。

（4）用物准备

①治疗盘内备：浴巾2条、毛巾2条、浴皂、小剪刀、梳子、浴毯、50%乙醇溶液、护肤用品（润肤剂、爽身粉）。②治疗盘外备：脸盆2个、水桶2个（一桶用于盛热水，并按年龄、季节和个人习惯增减水温；另一桶用于接盛污水）、清洁衣裤和被单、手消毒液。另备便盆、便盆巾和屏风。治疗车下层备生活垃圾桶、医用垃圾桶。

4. 护理操作

床上擦浴的具体护理操作见表4–6。

表4–6　床上擦浴的具体护理操作

操作步骤	操作说明	操作要点
核对	备齐用物携至床旁，将用物放于易取、稳妥处。核对患者并询问患者有无特殊用物需求	便于操作，确认患者
按需要给予便器		温水擦浴时易引起患者排尿和排便反射
关闭门窗，屏风遮挡		防止室内空气对流，防止患者受凉，保护患者隐私
体位	协助患者移近护士侧，取舒适卧位，保持身体平衡	确保患者舒适，利于护士操作时节力，减少肌肉紧张和疲劳

续表

操作步骤	操作说明	操作要点
盖浴毯	根据病情放平床头及床尾支架，松开盖被，移至床尾，将浴毯盖于患者身上	移去盖被可防止洗浴时弄脏或者浸湿盖被；浴毯可保暖和维护患者隐私
备水	将脸盆和浴皂放于床旁桌上，倒入适量温水	温水可促进患者身体舒适和肌肉放松，避免受凉
擦洗面部和颈部	将一条浴巾铺于患者枕上；另一条浴巾盖于患者胸部。将毛巾叠成手套状，包于护士手上。将包好的毛巾放入水中，彻底浸湿 先用温水擦洗患者眼部，使用毛巾不同部位，由内眦到外眦，轻轻擦干眼部 询问患者是否使用浴皂。按顺序洗净并擦干前额、面颊、鼻部、耳后、下颌直至颈部	避免擦浴时弄湿床单和盖被；毛巾折叠可保持擦浴时毛巾的温度，避免毛巾边缘过凉刺激患者皮肤 眼部避免使用浴皂，以免引起眼部刺激；避免交叉感染 防止眼部分泌物进入鼻泪管；因面部皮肤比身体其他部位皮肤更容易暴露于外界；浴皂容易使面部皮肤干燥；注意擦净耳郭、耳后及皮肤褶皱处；除眼部外，其他部位一般采用清水和浴皂各擦洗一遍后，再用清水擦净及浴巾擦干的顺序擦洗
擦洗上肢和手	为患者脱去上衣，盖好浴毯。先脱近侧后脱远侧。如有肢体外伤或活动障碍，应先脱健侧，后脱患侧 移去近侧上肢浴毯，将浴巾纵向铺于患者上肢下面 将毛巾涂好浴皂，擦洗患者上肢，直至腋窝，然后用清水擦净，并用浴巾擦干 协助患者侧卧，面向护士，将浴巾纵向铺于患者对侧上肢下面，同法擦洗对侧上肢 将浴巾对折，放于患者床边处，置脸盆于浴巾上。协助患者将双手浸于脸盆中，洗净并擦干。根据情况修剪指甲。操作后移至对侧，同法擦洗对侧上肢	充分暴露擦洗部位，便于擦浴；先脱健侧便于操作，避免患侧关节过度活动 从远心端向近心端擦洗 擦洗皮肤时，力量要足以刺激肌肉组织，以促进皮肤的血液循环 注意洗净腋窝等皮肤褶皱处 碱性残留液可破坏皮肤正常菌群生长 皮肤过湿可致皮肤变软，易引起皮肤破损 浸泡可软化皮肤角质层，便于清除指甲下污垢
擦洗胸、腹部	根据需要换水，检查水温 将浴巾盖于患者胸部，将浴毯向下折叠至患者脐部。护士一手掀起浴巾一边，用另一包有毛巾的手擦洗患者胸部。擦洗女性患者乳房时应环形用力，注意擦净乳房下皮肤褶皱处。必要时，可将乳房抬起以擦洗褶皱处皮肤。彻底擦干胸部皮肤 将浴巾纵向盖于患者胸、腹部（可使用两条浴巾）。将浴毯向下折叠至会阴部。护士一手掀起浴巾一边，用另一包有毛巾的手擦洗患者腹部。擦洗过程中应保持浴巾遮挡患者腹部，彻底擦干腹部皮肤	减少患者身体不必要的暴露，保护患者隐私 皮肤分泌物和污物易沉积于褶皱处 临近分娩孕妇需用毛巾轻柔擦洗乳头，增强乳头皮肤的韧性，为哺乳做好准备 擦洗过程中应保持浴巾盖于患者胸部，保护患者隐私并避免着凉 注意洗净脐部和腹股沟处的皮肤皱褶

续表

操作步骤	操作说明	操作要点
擦洗背部、臀部	协助患者取侧卧位，背向护士，将浴巾纵向铺于患者身下 将浴毯盖于肩部和腿部 依次擦洗后颈部、背部至臀部 进行背部按摩（见背部按摩护理） 协助患者穿好清洁上衣。先穿对侧后穿近侧。如有肢体外伤或活动障碍，应先穿患侧，后穿健侧 将浴毯盖于患者胸、腹部；换水、换盆	暴露背部和臀部，便于擦洗 保暖，减少身体其他部位的不必要暴露 注意擦净臀部和肛门部位的皮肤皱褶
擦洗下肢、足部及会阴部	协助患者平卧、脱裤 将浴毯盖于远侧下肢，确保遮盖住会阴部。将浴巾纵向铺于近侧下肢下面 依次擦洗踝部、膝关节、大腿，洗净后彻底擦干 移盆于足下，盆下垫浴巾 一手托起患者小腿部，将足部轻轻置于盆内，浸泡后擦洗足部。根据情况修剪指甲。彻底擦干足部。若足部过于干燥，可使用润肤剂 护士移至床对侧，同法擦洗近侧腿部和足部。擦洗后，用浴毯盖好患者。换水、换盆 用浴巾盖好上肢和胸部，将浴毯盖好下肢，只暴露会阴部。洗净并擦干会阴部（见会阴部护理） 协助患者穿好清洁裤子	先穿患侧，可减少肢体关节活动，便于操作 防止微生物从肛门传播到会阴部 减少身体其他部位的不必要的暴露 由远心端向近心端擦洗以促进静脉回流；确保足部接触盆底，以保持稳定 浸泡可软化角质层 确保洗净趾间部位，因趾间比较潮湿，可能有分泌物存在 润肤剂可保持皮肤湿润，软化皮肤 保护患者隐私
梳头	协助患者取舒适体位，为患者梳头	维护患者个人形象
操作后处理	整理床单位，按需更换床单 整理用物，放回原处 洗手	为患者提供清洁环境 减少致病菌传播
记录	记录执行的时间及护理效果	利于评价

5. 护理评价

患者感到清洁、舒适，身心愉快。

护理措施恰当，未发生受凉、皮肤损伤等情况。

患者及家属获得床上擦浴知识和技能，护患关系良好。

（四）背部按摩

背部按摩通常于患者沐浴后进行，可提供观察患者皮肤有无破损迹象的机会，促进背部皮肤的血液循环，还可增进护患关系。行背部按摩时，可通过减少噪声和确保患者舒适的方法，促进患者放松。行背部按摩前应先了解患者病情，确定有无背部按摩的禁忌证，背部手术或肋骨骨折患者禁止进行背部按摩。

1. 护理目的

促进皮肤血液循环，预防压疮等并发症的发生；观察患者一般情况，皮肤有无破损，满足患者身心需要；活动背部肌肉，减少劳累和酸痛。

2. 护理评估

患者的年龄、病情、意识、卧床时间、卧位、心理状态及背部皮肤状况。

患者肢体活动能力、自理能力，对预防压疮知识的了解程度。

皮肤的一般情况。

3. 护理计划

（1）环境准备

关闭门窗，调节室温大于 24℃，拉上窗帘或屏风遮挡。

（2）患者准备

了解背部按摩的目的、方法、注意事项及配合要点。患者病情稳定，全身状况较好。

（3）护士准备

衣帽整洁，修剪指甲，洗手，戴口罩。

（4）用物准备

准备毛巾、浴巾、50% 乙醇溶液、脸盆（内盛温水）、手消毒液、屏风。治疗车下层放置生活垃圾桶、医用垃圾桶。

4. 护理操作

背部按摩的具体护理操作见表 4–7。

表 4–7　背部按摩的具体护理操作

操作步骤	操作说明	操作要点
核对	备齐用物至床旁，核对患者姓名和床号	便于操作，确认患者
备水	将盛有温水的脸盆放于床旁桌和椅子上	
体位	协助患者取俯卧位或侧卧位，背向操作者，拉好围帘	有利于背部按摩，保护患者隐私，并有利于患者放松

续表

操作步骤	操作说明	操作要点
按摩	俯卧位背部按摩： 铺浴巾：暴露患者背部、肩部、上肢及臀部，将身体其他部位用盖被盖好。将浴巾纵向铺于患者背部下面 擦洗：用毛巾依次擦洗患者的颈部、肩部、背部及臀部 全身按摩：用手掌蘸少许 50% 乙醇，用手掌大、小鱼际按摩。先将手放于骶尾部开始，以环形方式按摩，从臀部向肩部按摩；再从上臂沿背部两侧向下按摩至髂脊部位，如此有节律地按摩数次 用拇指指腹蘸 50% 乙醇，由骶尾部开始沿脊柱旁按摩至第 7 颈椎处 用手掌大、小鱼际蘸 50% 乙醇紧贴皮肤按摩其他受压处 侧卧位背部按摩： 同俯卧位背部按摩（操作同上） 协助患者转向另一侧卧位，按摩另一侧髋	减少不必要的身体暴露 防止液体过多弄湿床单 温和、稳重的按摩可促进肌肉组织放松，持续皮肤按摩可刺激皮肤组织的血液循环 按摩 3 ～ 5 min
更换衣裤	用浴巾擦净背部乙醇，撤去浴巾后，协助患者穿好衣服	避免过多的乙醇刺激皮肤
操作后处理	协助患者取舒适体位 整理床单位 整理用物 洗手	舒适卧位可增加背部按摩效果 预防感染发生 减少致病菌传播
记录	记录执行时间及护理效果	利于评估

5. 护理评价

患者背部皮肤清洁，背部肌肉酸痛感消失，感觉舒适。

护理措施得当，未发生受凉、皮肤损伤等情况。

患者及家属获得背部按摩知识和技能，护患关系良好。

第五节　会阴部护理

会阴部护理包括清洁会阴部位及其周围皮肤。由于会阴部的各个孔道彼此接近，故操作时应防止交叉感染。尿道口是最清洁的部位，肛门是相对最不清洁的部位。因此，进行会阴部清洁时，应首先清洁尿道口周围，最后擦洗肛门。有自理能力的患者可自行完成会阴部护理；对于自理能力受限的患者，护士需为其进行会阴部护理。对于泌尿生殖系统感染、大小便失禁、会阴部分泌物过多或尿液浓度过高导致皮肤刺激或破损、留置导尿、产后及各种会阴部术后的患者，护士应协助其进行会阴部清洁护理。

1. 护理目的

保持会阴部清洁，预防和减少感染；保持有伤口的会阴部清洁，促进伤口愈合；

为导尿术、留取中段尿标本和会阴部手术做准备。

2. 护理评估

评估患者有无二便失禁、留置导尿管、泌尿生殖系统炎症或手术等情况。

评估患者日常会阴部清洁情况，根据患者自理能力确定需要协助的程度。

评估患者会阴清洁程度，会阴皮肤黏膜情况，会阴部有无感染症状，有无阴道流血、流液情况，有无破损、异味及分泌物情况。

评估患者对会阴部清洁卫生重要性的了解程度，会阴部清洁方法是否正确。

评估病室的温度及遮蔽程度，患者床单位的整洁程度、床上用物是否需要更换。

3. 操作前准备

（1）环境准备

拉上窗帘或使用屏风遮挡，操作时保护患者隐私，减少暴露。

（2）患者准备

了解会阴部护理的目的、方法、注意事项及配合要点。

（3）护士准备

衣帽整洁，修剪指甲，洗手，戴口罩。

（4）用物准备

①治疗盘内备，毛巾、浴巾、清洁棉球、无菌溶液、大量杯、镊子、橡胶单、中单、一次性手套、浴毯、卫生纸。②治疗盘外备，橡胶单、中单、水壶（内盛不超过40℃的温水）、便盆、手消毒液、屏风。治疗车下层备生活垃圾桶、医用垃圾桶。

4. 护理操作

会阴部护理的具体操作见表4-8。

表4-8　会阴部护理的具体操作

操作步骤	操作说明	操作要点
核对	备齐用物，携至桌旁。核对患者床号和姓名	便于操作，确认患者
遮挡	拉好围帘或使用屏风，关闭门窗	保护患者隐私
体位	协助患者取仰卧位，两腿外展。协助患者脱对侧裤腿，盖在近侧腿部，对侧腿用盖被遮盖，臀下垫橡胶单、中单	充分暴露会阴区
备水	脸盆内放温水，将脸盆和卫生纸放于床旁，将毛巾放于脸盆内	合适的水温可避免会阴部烫伤 用物置于易取处，防止操作中水溢出
戴好一次性手套		预防交叉感染

续表

操作步骤	操作说明	操作要点
擦洗会阴部	男性： 擦洗大腿内侧 1/3，由外向内擦洗至阴囊边缘 擦洗阴茎头部，轻轻提起阴茎，将浴巾铺于下方 由尿道口向外环形擦洗阴茎。更换毛巾，反复擦洗，直至擦净阴茎头部 擦洗阴茎体部，沿阴茎体由上向下擦洗，特别注意阴茎下皮肤 擦洗阴囊部，小心托起阴囊，擦洗阴囊下皮肤褶皱处 女性： 擦洗大腿内侧 1/3：由外向内擦洗至大阴唇边缘 擦洗阴阜：擦洗顺序为由上到下，由对侧至近侧 擦洗阴唇部位：擦洗顺序为由上到下，由对侧至近侧 擦洗尿道口和阴道口部位：一手分开阴唇，暴露尿道口和阴道口；另一手从会阴部向直肠方向轻轻擦洗各个部位，彻底擦净阴唇、阴蒂及阴道口周围部分 置便盆于患者臀下 冲洗：护士一手持装有温水的大量杯，一手持夹有棉球的大镊子，边冲水边擦洗会阴部。从会阴部冲洗至肛门，冲洗后，将会阴部彻底擦干 整理：撤去便盆、中单及橡胶单。协助患者放平腿部，取舒适卧位	保暖，并保护患者隐私 擦洗方向为从污染最小部位至污染最大部位，防止细菌向尿道口传播 力量柔和、适度，避免过度刺激 轻柔擦拭，防止阴囊部位受压引起患者疼痛 皮肤褶皱处容易有分泌物蓄积 皮肤褶皱处容易存留会阴部分泌物，造成致病菌滋生和繁殖 减少致病菌向尿道口传播 每擦一处，更换毛巾的不同部位 女性月经期或留置导尿时，可用棉球清洁 为女性进行会阴冲洗 将用过的棉球弃于便盆中
擦洗肛周及肛门	协助患者取侧卧位，擦洗肛周及肛门部位	便于护理肛门部位 特别注意肛门部位的皮肤情况。必要时在擦洗肛门前，可先用卫生纸擦净
局部用药	如患者有大、小便失禁，可在肛门和会阴部位涂凡士林或氧化锌软膏	防止皮肤受到尿液和粪便中有毒物质浸润，保护皮肤
操作后处理	脱去一次性手套，协助患者穿好衣裤 协助患者取舒适卧位，整理床单位 撤去污单，整理用物 清洗后观察会阴部，及其周围部位的皮肤状况。 洗手	将一次性手套弃于医用垃圾桶内 促进患者舒适，减轻对操作的应激 减少致病菌传播
记录	记录执行时间及护理效果	利于评价

5. 护理评价

（1）患者及家属能够知晓护士告知的事项，对服务满意。

（2）患者会阴部清洁。

（3）患者出现异常情况时，护士能及时处理。

第六节　晨晚间护理

一、晨晚间护理的价值

晨晚间护理是优质护理服务的重要组成内容。它是根据人们的日常生活习惯，为满足患者日常清洁和舒适需要而在晨起和就寝前执行的护理措施。危重、昏迷、瘫痪、高热、大手术后或年老体弱等自理能力受限的患者，护士需要根据患者病情协助其进行晨晚间护理。

晨晚间护理具有如下优点：①有助于创造良好的环境，保持病床和病室整洁，使患者清洁舒适。②帮助护士了解患者的病情和身体状态，为诊断、治疗和护理提供依据。③是护士和患者沟通的有效途径，可以增进护患感情。④可以预防压疮及肺炎等并发症的发生。

晨晚间护理是重症患者护理工作的重要内容之一，对提高护理质量，提高护理工作效率和提高患者满意度均起到积极的作用。

二、晨晚间护理的内容

（一）晨间护理

晨间护理是基础护理的重要工作内容，一般于患者晨间醒来后、诊疗工作前完成，促进患者身心舒适，预防并发症。对于能离床活动、病情较轻的患者，应鼓励其自行完成以增强疾病康复的信心；对于病情较重、不能离床活动的患者，护士应予以协助完成。

1. 护理目的

促进患者清洁、舒适，预防压疮、肺炎等并发症的发生；观察和了解病情，为诊断、治疗及调整护理计划提供依据；进行心理和卫生指导，满足患者心理需求，促进护患沟通；保持病室和床单位的整洁、美观。

2. 护理评估

患者的病情、自理能力、精神状态、睡眠情况、皮肤情况、心理需要。

床单位的整洁程度、床上用物是否需要更换，病室的温度、湿度和透风情况等。

3. 护理内容

轻症患者：①鼓励患者自行洗漱。②进行卫生宣教和心理护理。③采用湿式扫床法清洁并整理床单位，需要时更换衣服和床单，酌情开窗通风。④倾听患者需求，了解患者需要。

重症患者：如危重、高热、昏迷、瘫痪、大手术后或年老体弱者，护士应协助其完成晨间护理，包括以下内容。①采用湿式扫床法，预防交叉感染，必要时更换被服。②协助患者排便、洗漱及进食等，协助其梳头、翻身。③根据患者病情合理摆放体位，如腹部手术患者采取半卧位。检查全身皮肤有无受压变红，进行背部及受压骨隆突处皮肤的按摩。④根据病情需要对患者进行叩背。协助排痰，必要时给予吸痰，指导患者有效咳痰。⑤检查各种管道的引流、固定及治疗完成情况。⑥进行晨间交流，倾听患者需求，询问夜间睡眠、疼痛及呼吸情况，肠功能恢复情况，以及活动能力；并观察患者的病情变化。⑦操作时注意保暖，保护隐私。⑧酌情开窗通风，保持病室内空气新鲜。

（二）晚间护理

晚间护理是为使患者清洁而舒适地入睡而提供的护理。通过必要的晚间护理为患者提供良好的夜间睡眠条件，使患者舒适入睡。同时，还能了解患者的病情变化，鼓励其树立战胜疾病的信心。

1. 护理目的

确保病室安静、清洁，为患者创造良好的夜间睡眠条件，促进患者入睡；观察和了解病情变化，满足患者身心需要，促进护患沟通；防止压疮的发生。

2. 护理评估

患者的病情、自理能力、身体是否有不适、睡眠的习惯和需要等。

病室的温度、湿度、光线等是否适合患者的需要，床单位是否整洁，舒适。

3. 护理内容

（1）轻症患者

①检查床单元情况，必要时予以更换。②按时熄灯（关大灯，开地灯，酌情开患者小台灯），督促患者入睡。

（2）重症患者

协助患者洗漱，必要时给予口腔护理，用热水泡脚，女性患者给予会阴冲洗。检查全身皮肤受压情况，按摩背部及骨隆突处，根据情况更换衣服和床单，整理床铺。

协助患者排便。使用排便器时，护士一手托（扶）住患者的腰或骶尾部；另一手将便器的扁平部置于患者臀下。

协助患者取舒适卧位，并检查患者全身皮肤受压情况，观察有无早期压疮迹象。

进行管道护理，检查导管有无打折、扭曲或受压，妥善固定并保持导管通畅。

保持病室安静，病室内电视机应按时关闭，督促探视者离院。夜间巡视时，护士要注意做到“四轻”（走路轻、说话轻、操作轻、关门轻）。

经常巡视病室，了解患者睡眠情况，对于睡眠不佳的患者应按失眠给予相应的护理；同时观察病情变化，并酌情处理。

保持病室光线适宜，危重病室保留廊灯，便于观察患者夜间病情变化。

保持病室空气流通，调节室温，根据情况增减盖被。

眼睑不能闭合的患者应保持角膜湿润，防止角膜感染。

操作时注意保暖，保护隐私。

第五章 排泄护理规范

排泄是机体将新陈代谢不能再利用、过剩的终产物排至体外的生理过程。这一过程的主要途径是消化道和泌尿道。排泄是人体的基本生理需要之一，是维持生命的必要条件。因缺乏相关知识或丧失自理能力而不能自行排泄的患者，护士应运用相关知识和技术，指导或帮助患者恢复正常的排泄功能，以满足其基本生理需要，使之获得最佳的健康和舒适状态。

第一节 排尿护理

泌尿系统是人体代谢产物的主要排泄系统。泌尿系统通过排尿，将代谢过程中产生的废弃物排至体外，同时调节体内水、电解质及酸碱平衡，对维持机体内环境的稳定具有重要作用。当排尿功能受到损害时，个体的身心健康会受到影响。护士应及时观察和评估患者异常排尿的状况，并给予相应护理，帮助排尿异常患者排除障碍，恢复良好功能。

一、排尿生理

（一）泌尿系统的结构与功能

泌尿系统由肾脏、输尿管、膀胱及尿道组成。肾脏是泌尿器官，输尿管、膀胱及尿道为储尿和排尿的器官。

1. 肾脏

肾脏为实质性器官，位于腹腔的后上方，脊柱两侧，第 12 胸椎和第 3 腰椎之间，右肾略低于左肾。肾脏的实质由肾单位组成，每个肾单位包括肾小体和肾小管两部分，肾小体由肾小球和肾小囊组成。血液通过肾小球的滤过作用形成原尿，再经过肾小管的重吸收和分泌作用产生终尿，经肾盂排向输尿管，输尿管将尿液运输到膀胱进行储存。

肾脏是体内最重要的排泄器官。健康成人一天的尿量为 1 000 ～ 2 000 mL，尽管水分的摄取量因人而异，渗透压的高低取决于尿的浓度，但为了排泄体内的废弃物，每天排尿量不应小于 400 mL，否则将有部分代谢终产物在体内积聚，影响机体内环境的稳定。此外，肾脏还有内分泌的功能，如分泌促红细胞生成素、肾素等。

2. 输尿管

输尿管为连接肾脏和膀胱的细长肌性管道，左右各一条。成人输尿管全长为 20 ～ 30 cm。输尿管分成腹段、盆段和壁内段。输尿管全长有三个生理狭窄，分别在起始部、跨骨盆入口缘和穿膀胱壁处。

输尿管的生理功能是通过输尿管平滑肌的蠕动刺激和重力作用，将尿液由肾脏输送至膀胱，此时尿液是无菌的。

3. 膀胱

膀胱是具有伸展性的囊状肌性器官，成年人的膀胱位于小骨盆腔的前方，前方有耻骨联合，男性后方有精囊、输精管壶腹和直肠，女性后方有子宫和阴道。膀胱空虚时呈三棱锥形，膀胱尖不超过耻骨联合上缘；膀胱充盈时呈卵圆形，膀胱尖高出耻骨联合以上。

膀胱的主要生理功能是储存尿液和排泄尿液。正常人膀胱内的尿量为 400 ～ 500 mL 时，开始有尿意。

4. 尿道

尿道内口起于膀胱，尿道外口直接开口于体表。男、女性尿道有很大不同。男性尿道长 18 ～ 20 cm，有“三个狭窄”和“两个弯曲”。“三个狭窄”即尿道内口、膜部和尿道外口；“两个弯曲”即耻骨下弯和耻骨前弯。女性尿道全长为 3 ～ 5 cm，直径约 0.6 cm，较男性尿道短、直、粗，富于扩张性，尿道外口开口于阴道前庭，位于阴蒂下方，与阴道口、肛门相邻，比男性更容易发生尿道感染。

尿道的主要生理功能是将尿液从膀胱排至体外。

（二）排尿的生理

肾脏生成尿液是连续不断的过程，而膀胱的排尿则是间歇进行的。排尿活动是受大脑皮质控制的反射活动。尿液在膀胱内储存达一定量时，引起反射性排尿，经尿道排出体外。正常情况下，膀胱达到一定容量（成人为 400 ～ 500 mL）时，内部压力增加，膀胱壁的牵张感受器受压力的刺激而兴奋，冲动沿盆神经传入脊髓的排尿反射初级中枢；同时，冲动也通过脊髓上传到达脑干和大脑皮质的排尿反射高级中枢，产生排尿欲。如果时机适当，则排尿反射进行，副交感神经兴奋冲动沿盆神经传出，引起逼尿肌收缩，内括约肌松弛，尿液进入后尿道。此时尿液刺激尿道感受器，使冲动再次沿盆神经传至脊髓排尿初级中枢，以加强排尿并反射性抑制阴部神经，使膀胱外括约肌松弛，于是尿液被强大的膀胱内压驱出。在排尿时，腹肌、膈肌、尿道海绵体肌的收缩均有助于尿液的排出。

二、排尿的评估

（一）排尿的评估内容

1. 尿量和排尿次数

尿量是反映肾脏功能的重要指标之一，也是反映有效循环血量的指标之一。尿量受多种因素的影响，如液体摄入量、饮食成分、体液排出量和药物等；排尿次数则受腹腔压力、心理因素和环境因素等影响。

成人排尿一般日间 4 ~ 6 次，夜间 0 ~ 2 次，每次尿量 200 ~ 400 mL，24 h 总尿量 1 000 ~ 2 000 mL，平均为 1 500 mL。

2. 尿液的性状

尿液的颜色受食物、药物、代谢产物及感染的影响；尿液的酸碱度受饮食的影响；尿比重的高低随尿中水分、盐类及有机物含量而异，尿比重的数值可粗略地反映肾小管的浓缩功能。

（1）外观颜色

菌尿和脓尿：菌尿是指尿内含大量的细菌，多呈云雾状，静置后不下沉。脓尿是指尿中含有脓细胞和细菌等渗出物，呈白色絮状。脓尿、菌尿均见于肾盂肾炎、膀胱炎、前列腺炎、精囊炎、尿道炎等。

血尿：一般认为新鲜尿离心后，尿沉渣每高倍镜视野红细胞≥ 3 个，被称为血尿。血尿颜色的深浅与尿液中所含红细胞量的多少有关。肉眼所视尿液正常，须经显微镜检查方能确定，称为镜下血尿。出血多者尿液呈洗肉水样或血色，称为肉眼血尿。常见于急性肾小球肾炎、输尿管结石、泌尿系统肿瘤、结核及感染等。

血红蛋白尿：指尿液中含有血红蛋白。一般呈暗红色，血红蛋白含量多时呈酱油色。常见于大面积烧伤、恶性疟疾、各种溶血性疾病及输入异型血液等。

胆红素尿：指尿液中含有胆红素，呈黄褐色，正常人血中因结合胆红素含量很低，滤过量极少，因此尿中检不出胆红素，如血中结合胆红素增加，可通过肾小球膜，使尿中结合胆红素量增加，尿胆红素试验呈阳性反应。见于阻塞性黄疸或肝细胞性黄疸。

乳糜尿：指尿中含有淋巴液，呈乳白色，常见于丝虫病。

（2）气味

当泌尿道有感染时新鲜尿液也有氨臭味。糖尿病酮症酸中毒时，因尿中含有丙酮，故有烂苹果气味。尿有蒜臭味见于有机磷农药中毒，鼠臭味见于苯丙酮尿症。

（3）酸碱性

强酸性尿见于代谢性酸中毒、糖尿病酮症酸中毒、痛风等。强碱性尿见于代谢性碱中毒和严重呕吐等。

（4）比重

病理情况下，尿比重还受尿中蛋白、尿糖及细胞成分等影响。尿比重增高（> 1.025），见于高热、脱水、糖尿病等。经常性低比重尿（< 1.015），见于尿崩症、慢性肾炎及肾衰。若尿比重经常固定于 1.010，提示肾功能严重障碍。

（二）异常排尿的评估

1. 多尿

指 24 h 尿量超过 2 500 mL。生理性多尿一般为暂时性的，见于大量饮水和服用利尿药后。病理性多尿多见于糖尿病、慢性肾炎、肾衰多尿期、尿崩症等。

2. 少尿

少尿是指 24 h 尿量少于 400 mL 或每小时尿量少于 17 mL。少尿分为肾前性、肾性和肾后性。肾前性多见于各种原因引起肾脏灌注不足所致的休克、严重脱水等；肾性见于急、慢性肾小球肾炎，肾衰少尿期；肾后性多见于各种原因所致的尿路梗阻。

3. 无尿或尿闭

是指 24 h 尿量少于 100 mL 或 12 h 内无尿液产生。无尿或尿闭常提示会出现严重血液循环不足、严重休克、急性肾衰竭、药物中毒等。

4. 膀胱刺激征

膀胱刺激征主要表现为尿频、尿急、尿痛。单位时间内排尿次数增多，称为尿频；患者突然有强烈尿意，不能控制需立即排尿，称为尿急；排尿时尿道有疼痛感，称为尿痛，疼痛性质常为烧灼感或刺痛。有膀胱刺激征时常伴有血尿。

原因：膀胱及尿道感染、机械性刺激。

5. 尿失禁

尿失禁根据其发生机制的不同，可分为以下几种。

（1）持续性尿失禁

尿液持续地从膀胱或尿道瘘中流出，膀胱处于空虚状态。表现为患者持续尿失禁，任何体位、任何时间都会发生尿失禁。

原因：脊髓初级排尿中枢与大脑皮质之间联系受损，如昏迷、截瘫。因排尿反射活动失去大脑皮质的控制，膀胱逼尿肌出现无抑制性收缩；还见于因手术、分娩所致的膀胱括约肌损伤或支配括约肌的神经损伤，病变所致膀胱逼尿肌功能不良，膀胱与阴道之间有瘘管等。

（2）充溢性尿失禁

膀胱过度充盈，在无逼尿肌收缩的状况下，由于膀胱内压力增高而使膀胱内压超过最大尿道阻力时发生的尿失禁。当膀胱内压力降低时，排尿立即停止，膀胱内一般有大量剩余尿。

原因：下尿路梗阻或神经系统病变导致的膀胱瘫痪。

（3）压力性尿失禁

膀胱逼尿肌功能正常，患者平时可以控制排尿，但由于尿道括约肌张力减低或骨盆底部尿道周围肌肉和韧带松弛。当腹压突然增加时，如咳嗽、打喷嚏、跑步、用力、突然改变体位等引起的尿液不自主流出，其特点是正常状态下无遗尿，而腹压突然增高时尿液自动流出。也称真性压力型尿失禁、张力型尿失禁。

原因：压力性尿失禁分为两型。90% 以上为解剖型压力性尿失禁，由盆底组织松弛引起。盆底组织松弛的原因主要有妊娠与阴道分娩损伤、绝经后雌激素水平减低等。不足 10% 的患者为尿道内括约肌障碍型，为先天性发育异常所致。

（4）急迫性尿失禁

由于膀胱局部炎症、出口梗阻的刺激，使患者反复的低容量不自主排尿，常伴有尿频和尿急；或由于大脑皮质对脊髓排尿中枢的抑制减弱，引起膀胱逼尿肌不自主收缩或反射亢进，使膀胱收缩不受限制。

原因：①膀胱局部炎症或激惹致膀胱功能失调：如下尿路感染、前列腺增生症及子宫脱垂等。②中枢神经系统疾病：如脑血管意外、脑瘤及帕金森病等。

6. 尿潴留

尿潴留时，膀胱容积可增至 3 000 ～ 4 000 mL，膀胱高度膨胀，可至脐部。

查体：视诊为耻骨上膨隆，触诊囊性包块，叩诊为实音，有压痛。

原因：①机械性梗阻，为膀胱颈部或尿路的梗阻所致，如前列腺肥大或肿瘤压迫尿道，造成排尿受阻。②动力性梗阻，由排尿的中枢或周围神经受到损害引起，而膀胱、尿道无器质性梗阻病变，如外伤或使用麻醉药所致脊髓初级排尿中枢活动障碍或抑制，不能形成排尿反射。一些药物如中枢神经抑制剂、抗胆碱能药物、拟交感神经药物及一些抗高血压药物等可影响排尿反射，引起尿潴留。③其他原因引起的不能用力排尿或不习惯卧床排尿，包括某些心理因素，如焦虑、窘迫等使排尿不能及时进行，尿液存留在膀胱内过多，导致尿潴留。

（三）影响排尿的因素的评估

1. 心理因素

排尿可因为听觉、视觉或其他因素的刺激而触发，如有人听到流水音时即会产生尿意。处于过度焦虑和紧张的情形下，有人会出现尿频、尿急，也有人会抑制排尿而出现尿潴留。

2. 个人习惯

大多数人会建立自己的排尿习惯，如早晨起床第一件事是排尿、晚上就寝前排空膀胱。排尿的姿势、时间是否充裕、环境是否合适也会影响排尿的完成。

3. 环境因素

在隐蔽场所排尿是多种文化共同的规范，因此，当缺乏隐蔽场所时，就会影响排尿的进行。

4. 液体和饮食的摄入

如果其他影响体液的因素不变，液体的摄入量将直接影响尿量和排尿的频率，摄入得多，尿量就多。摄入液体的种类也会影响排尿，如咖啡、茶、酒类饮料，有利尿作用；有些食物的摄入也会影响排尿，如含水量多的水果、蔬菜等可增加液体摄入量，使尿量增多。摄入含盐较高的饮料或食物，则会造成水钠潴留，使尿量减少。

5. 气候变化

气温较高时，呼吸增快，大量出汗，可导致尿量减少；气温较低时，身体外周血管收缩，循环血量增加，可导致尿量增加。

6. 治疗及检查

外科手术、外伤均可导致失血、失液，若补液不足，机体会处于脱水状态，导致尿量减少。手术中使用麻醉剂可干扰排尿反射，改变患者的排尿形态，导致尿潴留。手术或外伤损伤输尿管、膀胱、尿道肌肉时，排尿会失去控制，也可发生尿潴留或尿失禁。某些药物直接影响排尿，如有些利尿剂（如呋塞米等）能抑制肾小管重吸收，使尿浓缩能力降低而增加尿量；止痛剂、镇静剂可影响神经传导而干扰排尿。

7. 疾病

神经系统的病变、损伤会阻碍排尿反射的神经传导而致尿失禁；肾脏的病变使尿液生成障碍，出现少尿或无尿；泌尿系统的肿瘤、结石或狭窄也可导致排尿障碍，出现尿潴留。

8. 其他因素

妇女在妊娠时，可因子宫增大压迫膀胱致使排尿次数增多。老年人因膀胱肌肉张力减弱，出现尿频。老年男性前列腺肥大压迫尿道，可出现排尿困难。婴儿因大脑发育不完善，其排尿是反射作用所产生，不受意识控制，2 ~ 3 岁才能自我控制排尿。

三、排尿异常的护理

（一）尿失禁的护理

1. 皮肤护理

保持局部皮肤清洁干燥。适当使用尿垫、尿不湿，经常用温水清洗会阴部皮肤，勤换衣裤、床单、尿垫等以保持局部皮肤清洁干燥，减少异味。根据皮肤情况，定时按摩受压部位，防止压疮的发生。

2. 外部引流

必要时应用接尿装置引流尿液。女性患者可用女式尿壶紧贴外阴部接取尿液；男性患者可用尿壶接尿，也可用阴茎套连接集尿袋接取尿液，但此法不宜长时间使用，每天要定时取下阴茎套和集尿袋，清洗会阴部和阴茎，使其局部暴露于空气中，并观察局部有无发红、水肿等。

3. 重建正常排尿功能

适当的液体摄入可增加尿量达到自然冲洗尿道的作用，防止结石的形成和泌尿系统感染的发生。在病情允许的情况下，应鼓励患者每日摄入 2 000 ~ 3 000 mL 液体，同时，要鼓励进食含水量多的食物。

观察排尿反应，定时使用便器，逐步建立规律的排尿习惯。

指导患者进行持续的盆底肌肉的训练，以增强控制排尿的能力。方法是指导患者站立、侧卧或坐下，在吸气的同时紧缩肛门、阴道，每次收缩 10 s 左右后放松，连续做 10 次，每日进行 2 ～ 3 次训练。训练时注意不要屏气，要匀速吸气和吐气。

4. 导尿

对长期尿失禁的患者，可行留置导尿术，避免尿液浸渍皮肤，发生皮肤破溃。根据患者的情况定时夹闭尿管，训练膀胱壁肌肉张力，重建膀胱储存尿液的功能。但通常情况下不推荐通过夹闭尿管的方式训练膀胱功能。

5. 心理护理

无论什么原因引起的尿失禁，都会给患者造成很大的心理压力，如精神苦闷、忧郁、丧失自尊等。他们期望得到他人的帮助和理解，同时尿失禁也给生活带来许多不便。医护人员应尊重理解患者，给予患者安慰、开导和鼓励，使其树立恢复健康的信心，积极配合治疗和护理。

（二）尿潴留的护理

1. 心理护理

发生急性尿潴留时，患者常常会产生恐慌情绪，此时护理人员应尽量安慰患者和亲属的情绪，配合医生尽快采取措施，解除尿潴留。对于慢性尿潴留，护士应注意观察，定期随访，对有焦虑和紧张情绪的患者给予安慰，减轻心理压力。

2. 提供隐蔽的排尿环境

患者排尿时，护士应关闭门窗，屏风遮挡，请无关人员回避。适当调整治疗和护理时间，为患者提供一个不受他人影响的合适排尿环境，使其安心排尿。

3. 调整体位和姿势

在病情许可的范围内，给患者采取适当体位。如对于卧床患者，可略抬高上身或坐起，尽可能用习惯姿势排尿；对于需绝对卧床休息或某些手术患者，应事先有计划地训练床上排尿，以免因不适应排尿姿势的改变而导致尿潴留。

4. 诱导排尿

护士可利用某些条件反射诱导患者排尿，如听流水声或用温水冲洗会阴；亦可采用针刺中极、曲骨、三阴交穴或艾灸关元、中极穴等方法，刺激排尿。

5. 热敷、按摩

按摩膀胱区，热敷下腹部，可放松肌肉，促进排尿。按压时切记不可强用力，以防膀胱破裂。

6. 健康教育

指导患者养成定时排尿的习惯；教会患者和亲属注意饮水的计划性，不能一次摄入过多的水，也不能因为尿潴留而限制饮水；教会患者和亲属诱导排尿的方法。

7. 导尿术

经上述处理仍不能解除尿潴留时，可遵医嘱给患者施导尿术。

四、与排尿有关的护理技术

（一）留置导尿术

留置导尿术是在无菌操作下由尿道向膀胱内插入导尿管并将导尿管保留在膀胱内，持续引流尿液的方法。

1. 目的

抢救危重、休克患者时，准确记录每小时尿量、测尿比重，以密切观察病情变化。

为盆腔手术排空膀胱，使膀胱持续保持空虚状态，避免术中损伤。

某些泌尿系统疾病手术后留置导尿管，便于引流和冲洗，并减轻手术切口的张力，促进切口的愈合。

为尿失禁、昏迷、截瘫及会阴部有伤口的患者引流尿液，保持会阴部清洁干燥。

为尿失禁患者行膀胱功能训练。

2. 护理评估

评估患者年龄、性别、病情、生命体征、意识状态、自理能力等。

评估患者对留置导尿术的认识及合作程度。

评估患者会阴部皮肤情况。

评估询问患者排尿有无烧灼感和痛感。

评估患者膀胱充盈程度。

3. 操作前准备

（1）护士准备

衣帽整齐，洗手，戴口罩。

（2）用物准备

一次性无菌导尿包、手消毒液、一次性垫巾、浴巾。检查导尿包有效期，查看包内组件及导尿管的型号，根据包内组件添加所需用物。一次性无菌导尿包内有初步消毒用物、手套、再次消毒及导尿用物。初步消毒用物包括小托盘、消毒棉球 1 袋、镊子、纱布、手套。再次消毒和导尿用物包括弯盘、双腔气囊导尿管、消毒棉球 4 袋、镊子 2 把、自带 10 mL 无菌液体注射器、液状石蜡棉球 1 袋、标本瓶、纱布、集尿袋、孔巾、方盘、外包治疗巾。

（3）患者准备

患者了解留置导尿术的目的、操作过程、配合要点。清醒者嘱其自行清洗外阴，不能自行清洗者护士协助冲洗。

（4）环境准备

环境整洁、安静；关闭门窗，调节室温，屏风遮挡，请探视者回避。

4. 护理操作

留置导尿术的具体护理操作见表 5-1。

表 5-1　留置导尿术

分类	操作步骤	操作说明	操作要点
女性留置导尿术	核对、解释	携用物至床旁，核对患者床号、姓名，再次向患者说明操作目的及有关事项	确认患者 取得患者的配合
	准备体位	嘱患者或协助患者取仰卧屈膝位，两腿外展，暴露外阴，根据季节覆盖浴巾	充分暴露外阴、适当遮挡及保暖 嘱咐患者保持安置好的体位，避免无菌区域被污染
	初步消毒	将一次性垫巾铺于臀下，打开外包治疗巾，放于两腿之间，小托盘放于近外阴处，撕开消毒棉球袋，左手戴手套，右手持镊子夹消毒棉球分别消毒阴阜、两侧大阴唇，左手分开大阴唇，消毒两侧小阴唇、尿道口，弃物移出导尿包	消毒从上至下、从外向内、单方向擦拭，每个棉球限用一次
	戴手套、铺孔巾	戴上无菌手套，双手持孔巾，洞口对着尿道口，暴露会阴部并遮盖肛门	孔巾下端与导尿包内面重叠，形成连续的无菌区域
	接尿袋，润滑导尿管	按操作顺序整理好用物，取出导尿管，打开集尿袋并与导尿管末段连接，润滑导尿管前段	润滑导尿管可减轻导尿管对黏膜的刺激和插管时的阻力
	再次消毒	弯盘放于外阴处，左手拇指、示指分开小阴唇，右手持镊子夹消毒棉球，分别消毒尿道口、两侧小阴唇、尿道口，弃物移出无菌区域	消毒从上至下、从内向外
	插导尿管	左手持续固定小阴唇，嘱患者缓慢深呼吸，右手持镊子夹导尿管对准尿道口轻轻插入尿道	缓慢深呼吸可使尿道括约肌松弛，有助于插管
	固定	见有尿液流出，再插入 5 ~ 7 cm，注射器接双腔气囊导尿管末端的注液（气）口，按导尿管上注明的气囊容积注入等量的无菌溶液，轻拉导尿管有阻力感，即证实导管已固定在膀胱内。导尿完毕后，夹闭引流管，撤下孔巾，擦净外阴，将集尿袋妥善地固定于床沿下，开放导尿管	气囊注入一定量液体后膨大固定于膀胱内，以达到固定导尿管的作用
	操作后处理	协助患者取舒适的卧位，整理床单位，按医疗废弃物分类处理 告知患者及亲属，保持引流管通畅，避免导尿管受压、扭曲；适当活动，离床活动时，将导管远端固定在大腿上，避免导管脱出、挤压 记录插管时间和气囊注入量，供拔管时查阅	使患者舒适

续表

分类	操作步骤	操作说明	操作要点
男性留置导尿术	步骤 1 ~ 2 同女性留置导尿术		
	初步消毒	外包治疗巾放于两腿之间，小托盘放于近外阴处，撕开碘附棉球袋，放于外阴处，左手戴手套，右手持镊子夹消毒棉球，依次消毒阴阜、阴茎（阴茎背侧→阴茎两侧→阴茎腹侧）、阴囊。用无菌纱布包裹阴茎将包皮向后推，暴露尿道外口，自尿道口向外向后旋转擦拭消毒尿道口、龟头及冠状沟数次。弃物移出导尿包	每个棉球限用一次 包皮和冠状沟易藏污垢，应注意仔细擦拭
	戴手套、铺孔巾	戴上无菌手套，双手持孔巾，洞口处对着阴茎，使其暴露	孔巾和治疗巾内层形成一连续无菌区，扩大无菌区域，利于无菌操作，避免污染
	连接尿袋、润滑导尿管	检查气囊的密闭性和导尿管的通畅性，打开集尿袋并与导尿管末端连接，润滑导尿管前端	引流管要留出足够的长度，防止因翻身牵拉，使导尿管脱出
	再次消毒	左手用无菌纱布裹阴茎将包皮向后推，暴露尿道外口，右手持镊子夹消毒棉球再次旋转擦拭消毒尿道口、龟头及冠状沟数次。弃物移出无菌区	由内向外，每个棉球限用一次，避免已消毒的部位再污染
	插导尿管	左手继续持纱布固定阴茎并提起，使之与腹壁呈 60° 角，将包皮向后推，暴露尿道口，嘱张口缓慢深呼吸，右手持镊子夹导尿管对准尿道口轻轻插入尿道，直至导尿管 Y 形处	使耻骨前弯消失，利于插管 插管时，动作要轻柔，男性尿道有三个狭窄，切忌插管过快、过猛而损伤尿道黏膜
	固定及操作后处理	同女性留置导尿术	

5. 评价

用物齐全，操作正确、熟练。

护患沟通有效，患者情绪稳定，愿意接受留置导尿术并积极配合。

患者痛苦减轻，感觉舒适、安全。

严格遵守无菌原则，动作轻稳，保护患者隐私。

6. 注意事项

严格执行查对制度和无菌操作原则。

老年妇女会阴部肌肉松弛，尿道口回缩，不易辨认，造成寻找困难，应仔细辨认，避免误入阴道。

导尿时的动作要轻柔，导尿管在尿道内应缓慢推进，不能用力过猛。

对膀胱高度充盈且虚弱的患者，第一次放尿不应超过 1 000 mL，且应缓慢放尿，防止大量快速排尿导致虚脱和血尿。

为女性患者插管时，如误入阴道，应更换无菌导尿管，然后重新插管。

7. 健康教育

向患者及亲属说明留置导尿管的目的和护理方法，并鼓励其主动参与护理。

向患者和亲属说明摄取足够水分和进行适当活动对预防泌尿系统感染的重要性，鼓励患者多饮水，保持每日尿量在 2 000 mL 以上，达到自然冲洗尿道的目的，降低尿道感染的概率，同时也可以预防尿结石的发生。

保持导尿管引流通畅，切勿牵拉导管过紧。如导尿管脱出，及时通知医护人员。

指导患者学会观察尿液的颜色、性质及量，如有异常，立即通知医护人员。

8. 留置导尿管后的护理

防止泌尿系统感染的措施：①保持尿道口清洁，每日擦洗会阴 1 ~ 2 次，排便后及时清洗肛门。②定时更换尿袋和导尿管，尿袋和导尿管更换周期参照不同尿袋、导尿管的使用说明。集尿袋一般每周更换 1 次，导尿管 1 ~ 4 周更换一次，硅胶导尿管可酌情延长更换时间。③保持导尿管与引流管连接部位的清洁。

预防尿道损伤：嘱患者翻身时注意保护导尿管勿脱出，及时倾倒集尿袋内尿液，防止重力作用使导尿管脱出。对烦躁的患者，约束固定好四肢，预防尿管被强行拔出，膨大的气囊被强行拉出，致尿道黏膜撕裂出血。更换集尿袋时，避免用力牵拉导管，防止导尿管移位、脱出。

观察尿量和颜色，若尿色深或浑浊，应加量饮水，并及时送尿标本检查，卧床患者应经常变换体位，使尿液尽量排出；若有尿盐沉渣或血块以及感染，遵医嘱行膀胱冲洗。

训练膀胱反射功能，对长期留置导尿管的患者，拔出导尿管前无须夹闭导尿管，但护士应根据患者病情指导其训练膀胱功能，促进膀胱功能的恢复。

导尿管脱出时，应立即检查脱出原因。若球囊完好脱出，检查尿道有无渗血损伤。若球囊破裂且不完整，立即查找，若未发现应及时汇报医生，做进一步的检查，必要时重新留置导尿管。

（二）膀胱冲洗

膀胱冲洗是通过三通的导尿管，将无菌液体滴入膀胱内并将灌入的液体引流出来的方法。

1. 目的

对留置导尿管的患者，保持其尿液引流通畅，预防导尿管堵塞。

清除膀胱内的血凝块、黏液、细菌等，预防感染。

灌入药物，治疗某些膀胱疾病，如膀胱炎、膀胱肿瘤等。

2. 评估

患者年龄、性别、病情、生命体征、意识状态、自理能力等。

患者对膀胱冲洗的认识及合作程度。

导尿管引流是否通畅。

3. 操作前准备

（1）护士准备

衣帽整齐，洗手，戴口罩。

（2）用物准备

按导尿术准备的导尿用物，无菌膀胱冲洗器 1 套，无菌手套、治疗巾，消毒液，按医嘱准备冲洗液。常用冲洗液有生理盐水、0.02% 呋喃西林溶液等；冲洗液的温度为 38 ～ 40 ℃。

（3）患者准备

了解膀胱冲洗的目的、操作过程、配合要点。

（4）环境准备

环境整洁、安静，酌情屏风遮挡。

4. 护理操作

膀胱冲洗的具体护理操作见表 5–2。

表 5–2　膀胱冲洗

操作步骤	操作说明	操作要点
核对、解释	按医嘱备药，核对患者的床号、姓名，再次向患者说明操作目的和配合要点	确认患者
插导尿管、固定	按留置导尿术的方法插导尿管、固定	
排空膀胱	排空膀胱内尿液，夹闭尿袋引流管	排空膀胱，便于冲洗液顺利流入膀胱。有利于药液与膀胱壁充分接触，并保持有效浓度，达到冲洗的目的
冲洗	连接冲洗液与膀胱冲洗器，冲洗液挂于输液架，排气后关闭导管，消毒导尿管冲洗端口，接冲洗导管，开放冲洗液输入膀胱，滴速为 60 ～ 80 滴 /min（或按医嘱要求），待患者有尿意或滴入溶液 200 ～ 300 mL 后，关闭冲洗管，开放引流管，将冲洗液全部引流出来，再关闭引流管，按需要如此反复冲洗	滴速不宜过快，以防患者尿意强烈，膀胱收缩，迫使冲洗液从导尿管侧溢出
观察	观察尿流速度、色泽及混浊度，保持引出液及输入液的平衡	在冲洗过程中，询问患者感受，若患者出现不适或有出血情况，立即停止冲洗，并与医生联系
冲洗后处理	冲洗完毕，取下冲洗管，固定好尿袋 协助患者取舒适卧位，整理床单位 处理用物 洗手	
记录	记录冲洗量、引流量、引流液性质、冲洗过程中患者有无异常反应等	

5. 评价

患者及家属能够认识膀胱冲洗的重要性，愿意接受膀胱冲洗术并积极配合。

能严格执行操作规程，操作程序清晰规范。

操作中关心、尊重患者。

患者导尿管引流通畅，症状减轻或消失，无不适情况出现。

6. 注意事项

严格执行无菌操作，防止医源性感染。

注意观察引流液的性质及量，若引流的液体量少于灌入的液体量，应考虑有无血块或脓液阻塞，可增加冲洗次数或更换导尿管。

冲洗时嘱患者深呼吸，尽量放松，以减少疼痛。若患者出现腹痛、腹胀、膀胱剧烈收缩等情况，应暂停冲洗。

冲洗后，若患者感到剧烈腹痛，引流液中有鲜血或血压下降，应停止冲洗，通知医生处理。

第二节　排便护理

人摄取的食物在胃和小肠内消化和吸收后，成为食物残渣进入大肠，大肠黏膜吸收其中一部分水分，其余经细菌发酵和腐败作用后形成粪便，经过乙状结肠、直肠和肛门排至体外。人体参与排便运动的主要器官是大肠。通常情况下，人体的排便活动受意识控制，自然、无痛苦、无障碍，但生理、心理、社会等许多因素可以影响排便活动。因此，护士应通过对患者排便活动及粪便的评估，及时发现患者存在的问题，并采取适宜的护理措施促进问题的解决。

一、排便生理

（一）大肠的解剖和功能

大肠在右髂窝起自回肠末端延伸到肛门，长约 1.5 m，直径约 5 cm。大肠按其行径和形态分为盲肠、结肠、直肠和肛管四个部分。盲肠为大肠与小肠的衔接部分。结肠分为升结肠、横结肠、降结肠和乙状结肠四段。直肠上续乙状结肠，下连肛管，全长约 16 cm。肛管上接直肠，下端止于肛门，长约 4 cm。肛管的环形平滑肌增厚，形成肛门内括约肌，有协助排便作用；肛门内括约肌的外周有由骨骼肌构成的肛门外括约肌，有控制排便的作用。

大肠的主要生理功能包括吸收水分、电解质和维生素、储存和排泄粪便。大肠黏膜腺体能分泌微碱性的浓稠黏液，有保护肠黏膜和滑润粪便作用。大肠内有许多细菌，这些细菌主要来自食物和大肠内的繁殖。大肠细菌能利用大肠的内容物合成人体必需的某些维生素，如硫胺素、核黄素及叶酸等 B 族维生素和维生素 K。

（二）大肠的运动与排便

大肠的运动形式包括袋状往返运动、分节或多袋推进运动和蠕动。袋状往返运动由环形肌无规律收缩引起，在空腹时最常见。分节或多袋推进运动是由一个结肠袋或一段结肠收缩，其内容物被推移到下一段的运动，是进食后较多见的一种运动形式。蠕动是一种推进运动，对肠道排泄起重要作用。还有一种进行很快且前进很远的蠕动，称为集团蠕动。蠕动通常开始于横结肠，可推动一部分大肠内容物到降结肠或乙状结肠。集团蠕动常见于进食后，由胃－结肠反射和十二指肠－结肠反射刺激引起。上述两种反射对于肠道排泄有重要意义。

肠蠕动将粪便推入直肠后，粪便会刺激直肠壁内的感受器，冲动经盆神经和腹下神经传至脊髓腰骶段的初级排便中枢，同时上传到大脑皮质，引起便意和排便反射。这时，通过盆神经传出的冲动，使降结肠、乙状结肠和直肠收缩，肛门内括约肌舒张。与此同时，阴部神经的冲动减少，肛门外括约肌舒张，使粪便排出体外。此外，由于支配腹肌和膈肌的神经兴奋，腹肌、膈肌收缩，腹内压增加，共同促进粪便排出体外。正常人的直肠对粪便的压力刺激具有一定的阈值，达到此阈值时，即可产生便意。

排便活动受大脑皮质的影响，意识可以加强或抑制排便。如果个体经常有意识地遏制便意，就会使直肠渐渐失去对粪便压力刺激的敏感性，加之粪便在大肠内停留过久，水分被过多吸收而变得干硬，就会造成排便困难，这是产生便秘最常见的原因。

（三）正常粪便

1. 排便次数和量

健康成人每天排便 1 ~ 3 次，排便量为 100 ~ 300 g；健康婴幼儿每天排便 3 ~ 5 次。

2. 粪便的性状

正常粪便呈黄褐色或棕黄色，便软成形不粘连，其内主要为食物残渣、脱落的大量肠上皮细胞、细菌以及机体代谢后产生的废物，如胆色素衍生物和钙、镁、汞等盐类。正常粪便气味因膳食种类而异，肉食者味重，素食者味轻。

二、排便的评估与护理

（一）异常粪便评估

1. 排便次数和量

排便次数因人而异，成人每天超过 3 次或每周少于 3 次，应视为排便异常。每日排便量与膳食种类、数量、摄入液体量、大便次数及消化器官的功能有关。

2. 粪便的性状

（1）形状和软硬度

便秘时粪便坚硬、呈栗子样；消化不良或急性肠炎可为稀便或水样便，肠道部分梗阻或直肠狭窄，粪便常呈扁条形或带状。

（2）颜色

柏油样便，见于上消化道出血；白陶土色便，见于胆道梗阻；暗红色血便，见于下消化道出血；果酱样便，见于肠套叠、阿米巴痢疾；痔疮或肛裂时粪便，表面有鲜红色血液；白色米泔水样便，见于霍乱。

（3）内容物

消化道感染或出血时粪便中可混有血液、脓液或肉眼可见的黏液，肠道寄生虫感染者的粪便中可查见蛔虫、蛲虫、绦虫节片等。

（4）气味

严重腹泻的粪便呈碱性反应，气味极恶臭；下消化道溃疡、恶性肿瘤的粪便呈腐败臭；上消化道出血的柏油样，粪便呈腥臭味；消化不良粪便呈酸性反应，气味为酸败臭。

（二）排便活动异常评估

1. 便秘

（1）便秘是指排便次数减少，一般每周少于 3 次，伴排便困难、粪便干结。便秘的病因有多种，以肠道疾病最为多见。慢性便秘是指便秘的病程至少为 6 个月。便秘常伴有头晕、腹痛、腹胀、消化不良、乏力、食欲不佳、精神烦躁等，腹部触诊有时可触及包块，肛诊可触及粪块。

（2）原因：某些器质性病变；中枢神经系统功能障碍；排便习惯不良；排便时间或活动受限制；强烈的情绪反应；各类直肠、肛门手术；某些药物如缓泻剂、栓剂等不合理的使用；饮食结构不合理，饮水量不足；长期卧床或活动减少等，均可抑制肠道功能而导致便秘的发生。

2. 粪便嵌塞

粪便嵌塞是指粪便持久滞留堆积在直肠内，坚硬不能排出。粪便嵌塞的患者有排便冲动，腹部胀痛，直肠肛门疼痛，但不能排出粪便；肛门处有少量液化的粪便渗出。

原因：常见于慢性便秘。便秘未能及时解除，导致粪便持久滞留在直肠内，粪便内水分被不断吸收，而乙状结肠排下的粪便又不断加入，使粪块变得又大又硬不能排出，发生粪便嵌塞。

3. 腹泻

腹泻是指排便次数增多，粪质稀薄，或带有黏液、脓血或未消化的食物。如解液状便，每天 3 次，或每天粪便总量大于 200 g，其中粪便含水量大于 80%，则可认为是腹泻。腹泻可分为急性和慢性两种，超过两个月者属于慢性腹泻。

腹泻患者有腹痛、肠痉挛、恶心、呕吐、肠鸣肛门疼痛、全身乏力等症状，有急于排便的需要和难以控制排便的感觉，排便次数较往常增多。粪便松散或呈液体样，肠鸣音增多。短时的腹泻是一种保护性反应，有助于将肠道内的刺激物或有毒物质排出，但持续严重的腹泻，可使机体内的大量水分和胃肠液丧失，而发生水、电解质和酸碱平衡的紊乱。

原因：饮食不当或使用泻剂不当；胃肠道疾病；肠道内正常菌群的改变；消化系统发育不成熟；某些内分泌疾病；情绪紧张焦虑等。

4. 大便失禁

大便失禁是指肛门括约肌不受意识控制而不自主地排便。任何引起肛门括约肌功能完整性受损的情况均可导致大便失禁。

大便失禁也称肛门失禁，指肛门括约肌失去对粪便排出的控制，是排便功能紊乱的一种。

原因：神经肌肉系统的病变或损伤，如瘫痪、胃肠道疾病、精神障碍、情绪失调等。

5. 肠胀气

肠胀气是指胃肠道内有过多的气体积聚而不能排出。

一般成人胃肠内存有少量气体，但无胀气之感。肠胀气时，患者可出现腹胀、痉挛性疼痛、呃逆、肛门排气过多。当肠胀气压迫膈肌和胸腔时，可出现气急和呼吸困难；腹部膨隆，叩诊呈鼓音。

原因：食产气性食物过多；吞入大量空气；肠蠕动减少；肠道梗阻及肠道手术后等。

（三）影响排便因素评估

正常情况下，人体的排便活动受意识控制，排便过程自然、无痛苦、无障碍，但生理、心理、社会等许多因素可以影响排便活动，因此，为满足患者排便需要，必须了解这些因素并对其进行分析。

1. 生理因素

（1）年龄

年龄可影响人对排便的控制。3 岁以下的婴幼儿，神经肌肉系统发育不完善，不能控制排便。老年人可因腹壁肌肉张力下降，胃肠蠕动减慢，肛门括约肌松弛而导致排便功能异常。

（2）个人排便习惯

通常个体在排便时间、环境、姿势等方面都有自己的习惯，如这些习惯发生改变，可影响正常排便。

2. 心理因素

心理因素是影响排便的重要因素，精神抑郁时，身体活动减少，肠蠕动减少而导致便秘；而精神紧张、焦虑可导致迷走神经兴奋，肠蠕动增加而致腹泻。

3. 社会文化因素

社会的文化也能够影响个体的排便观念与习惯。排便属个人隐私，当个体因排便问题需要求助于他人而丧失隐私时，个体可能压抑排便的需要而引起排便功能异常。

4. 饮食与活动

（1）食物与液体摄入

饮食是影响排便的主要因素，均衡饮食与足量的液体是维持正常排便的重要条件。摄食量过少、食物中缺少纤维或摄入液体量不足等，均可引起排便困难或便秘。

（2）活动

适当的活动可维持肌肉的张力，刺激肠蠕动，以维持正常的排便功能。如长期卧床，可因缺乏活动导致排便困难。

5. 与疾病有关的因素

（1）疾病

肠道疾病或其他系统的病变均可影响正常排便，如肠道肿瘤、直肠脱垂可导致便秘的发生；肠道感染时，肠蠕动增加可导致腹泻；全身疾病如糖尿病、脑血管意外等也会导致排便障碍。

（2）药物

缓泻药可刺激肠蠕动，减少肠道水分吸收，促进排便；某些药物能够干扰正常排便，如长时间应用抗生素，可抑制肠道正常菌群而导致腹泻；麻醉剂或止痛药能够抑制中枢神经系统的活动，使肠蠕动减弱而导致便秘。

（3）治疗与检查

腹部、肛门部位手术，会因肠壁肌肉的暂时麻痹或伤口疼痛而造成排便困难；胃肠X线检查常需灌肠或服用钡剂，若钡剂存留在结肠内阻塞肠道，则会影响排便。

（四）便秘的护理

1. 提供适当的排便环境

给患者提供单独隐蔽的环境及充裕的时间，以消除紧张情绪，利于排便。

2. 采取适宜的排便姿势

床上使用便器时，若无禁忌，最好取坐位或抬高床头，以借重力作用增加腹内压力，促进排便。若病情允许，让患者下床排便；对需绝对卧床或手术的患者，应在手术前有计划地训练其在床上使用便器。

3. 腹部按摩

患者排便时用单手或双手的示指、中指、无名指重叠，依结肠走行方向，由升结肠向横结肠、降结肠至乙状结肠进行顺时针按摩，以增加肠蠕动，促使降结肠的内容物向下移动，并可增加腹内压，促进排便。

4. 使用简易通便剂和缓泻剂

使用开塞露、甘油栓等简易通便剂，软化粪便，促进排便。根据病情、年龄选用适当的缓泻剂，如年老体弱者、婴幼儿应选择作用缓和的泻剂。缓泻剂不宜长期使用，否则会使肠道失去自行排便的功能，导致慢性便秘的发生。

5. 重建正常的排便习惯

指导患者选择适合自身的排便时间，一般以早晨排便为佳，因为结肠运动有一定的规律性，早晨起床后人由平卧转变为起立，结肠会发生直立反射，推动粪便下移进入直肠，引起排便反射（胃 – 结肠反射）。

6. 合理安排膳食

多食含纤维素的食物，有利于增加肠蠕动，促进大便排出；多饮水，病情允许时每日液体摄入量不少于 1 500 mL，保持肠道有足够的水分软化粪便，利于大便的排泄。

7. 鼓励适当运动

在病情和体力的允许下，指导患者做适量的体育运动，如散步、打太极拳等。卧床患者可进行床上运动，以提高排便肌群的收缩力，促进排便。

8. 遵医嘱给予灌肠

使用以上方法均无效时，遵医嘱给予灌肠。

（五）粪便嵌塞的护理

早期使用口服缓泻剂、简易通便法以润肠通便。

可先进行油类保留灌肠，之后 2 ~ 3 h 再进行清洁灌肠，必要时，每天进行 2 次，直到有大便排出为止。

进行人工取便：清洁灌肠无效后，为解除患者的痛苦，应戴手套从直肠内取出粪便。

健康教育：向患者及亲属讲解有关排便的知识，形成合理的膳食结构。协助建立并维持正常的排便习惯，防止便秘的发生。

（六）腹泻的护理

去除病因，如为肠道感染则遵医嘱及时给予抗生素治疗。

卧床休息，减少体力消耗，注意腹部保暖。应对不能自理的患者及时给予便盆，消除焦虑不安的情绪，使之达到身心充分休息的目的。

饮食护理，鼓励饮水，根据病情给予清淡的流质或半流质饮食，禁食辛辣、油腻、高纤维食物，严重腹泻时可暂时禁食。

按医嘱给予止泻剂、口服补盐液或静脉输液，防止水、电解质紊乱。

维持皮肤完整性，特别是婴幼儿、老人、身体衰弱者，每次便后用软纸轻擦肛门，温水清洗，并在肛门周围涂油膏以保护局部皮肤。

密切观察病情，记录粪便的性质、次数等，需要时留取标本送检。如疑为传染性疾病，按肠道隔离原则护理。

心理护理：腹泻时，因粪便异味及污染的衣裤、被单等均会给患者带来不适，患者常感到痛苦不安，因此，应协助患者清洗沐浴，更换衣裤、被单，并及时提供便器，解除其心理负担，使其感到舒适。

健康教育：向患者讲解腹泻的知识，指导其养成良好的饮食卫生习惯。

（七）大便失禁的护理

1. 心理护理

大便失禁的患者心情紧张而窘迫，护理人员应尊重理解，鼓励患者树立信心，积极配合治疗和护理。

2. 皮肤护理

每次便后用温水洗净患者肛门周围及臀部皮肤，保持皮肤清洁干燥，必要时涂油膏保护，并注意观察骶尾部皮肤变化，防止压疮。

3. 重建控制排便的能力

了解患者排便时间的规律，定时给予便器，促使规律排便；教会患者进行肛门括约肌及盆底部肌肉的收缩锻炼，帮助取立、坐或卧位，试做排便动作，先慢慢收缩肌肉，然后再慢慢放松，每次 10 s 左右，连续 10 次，每次 20 ~ 30 min，每日数次，以患者不感觉疲劳为宜。

4. 视病情给予足量水分

若无禁忌，保证患者每天摄入足量的液体。

5. 增进舒适

保持床褥、衣服清洁，及时更换污湿的衣裤被单，定时开窗通风，除去不良气味，保持室内空气清新。

（八）肠胀气的护理

保持良好的饮食习惯，指导患者养成细嚼慢咽的良好饮食习惯。

去除引起肠胀气的诱因，如少食产气的食物，如豆类、产气饮料，进食或饮水时避免吞入大量空气，积极治疗肠道疾病等。

更换体位，适当活动。协助患者下床活动（如散步等），卧床患者可做床上活动或变换体位，以促进肠道蠕动，减轻肠胀气。

轻微胀气时，可行腹部按摩、腹部热敷或针灸疗法。严重胀气时，遵医嘱给予药物治疗或行肛管排气。

三、与排便有关的护理技术

（一）灌肠法

灌肠法是将导管由肛门经直肠逆行插入结肠，灌入液体以帮助患者清洁肠道、排便、排气、灌入药物以达到治疗目的。灌肠法根据目的不同，分为不保留灌肠和保留灌肠。不保留灌肠根据灌入液体的量，又分为大量不保留灌肠和小量不保留灌肠。

1. 大量不保留灌肠

（1）目的

①解除便秘、肠胀气。②清洁肠道，为肠道手术、检查或分娩做准备。③稀释并清除肠道内的有害物质，减轻中毒。④灌入低温液体，为高热降温。

（2）评估

①患者年龄、性别、病情、生命体征、意识状态、自理能力等。②患者对大量不保留灌肠的认识及合作程度。③排便情况。④肛周皮肤、黏膜情况。

（3）操作前准备

护士准备：衣帽整齐，洗手，戴口罩。

用物准备：一次性冲洗袋、手套、卫生纸、垫巾、水温计。根据医嘱准备灌肠液。灌肠液常用 0.1% ~ 0.2% 的肥皂液，生理盐水。成人每次用量 500 ~ 1 000 mL，小儿 200 ~ 500 mL。溶液温度一般为 39 ~ 41 ℃，降温时用 28 ~ 32 ℃，中暑用 4 ℃。

患者准备：让患者了解大量不保留灌肠的目的、操作过程、配合要点和注意事项，并嘱患者排尿。清醒者嘱其自行清洗肛门。

环境准备：关闭门窗、调节室温、屏风遮挡，请探视者回避。

（4）实施

大量不保留灌肠的具体护理操作见表 5-3。

表 5-3　大量不保留灌肠的具体护理操作

操作步骤	操作说明	操作要点
核对、解释	携用物至床旁，核对患者的姓名、床号、住院号	确认患者
准备体位	协助患者取左侧卧位，双膝屈曲，将裤子褪至膝部，臀部移至床沿，不能自我控制排便的可取仰卧位，臀下垫便盆。将一次性垫巾铺于臀下，暴露肛门	左侧卧位可借助重力作用使溶液从直肠顺利流入乙状结肠
调高度，挂袋	调节输液架高度，确认液面到肛门距离 40 ~ 60 cm，将灌肠液倒入灌肠筒内并挂于输液架上，关闭调节器	灌肠筒过高，压力过大，液体流速过快，不易保留，而且易造成肠道损伤
戴手套，润滑肛管	排气戴手套，润滑肛管的前端，松开调节器，排尽导管内气体，关闭调节器	润滑导管可减轻肛管对黏膜的刺激和插管时的阻力

续表

操作步骤	操作说明	操作要点
插管、灌液	左手分开臀部，暴露肛门，嘱患者深呼吸，右手将肛管前端轻轻插入 7 ~ 10 cm，松开左手固定肛管，打开调节器，使液体缓缓流入，观察筒内液面下降的情况	使患者放松，便于插入肛门 小儿插入深度为 4 ~ 7 cm 如液面下降过慢或停止，多由于肛管前端孔道被粪块阻塞，可移动肛管或挤捏肛管 若感觉腹胀或有便意，可嘱其张口深呼吸以放松腹部肌肉，并降低灌肠筒的高度以减慢流速或暂停片刻
拔管、保留灌肠液	灌肠液流尽时关闭调节器，拔出肛管，手套包裹肛管，连同冲洗袋，一起放入医用垃圾桶内，擦净肛门。协助患者取舒适的卧位，嘱其尽量保留 5 ~ 10 min 再排便	使灌肠液在肠中有足够的作用时间，以利于粪便充分软化容易排出
操作后处理	对不能下床的患者，给予便盆，扶助能下床的患者上厕所排便 观察大便的量和性状，必要时留取标本送检 整理床单位，开窗通风，清理用物 洗手、记录	如灌肠后解便一次记为 $^{1}/_{E}$，灌肠后无大便记为 $^{0}/_{E}$

（5）评价

护患沟通有效，患者情绪稳定，愿意接受灌肠术并积极配合。患者及家属能理解灌肠的目的，了解灌肠相关知识。灌肠液选择正确，灌肠袋的高度和肛管插入的深度合适。操作正确、熟练。

（6）注意事项

妊娠、急腹症、严重心血管疾病，年老体弱者及小儿等禁忌灌肠。伤寒患者灌肠时溶液不得超过 500 mL，压力要低（液面不得超过肛门 30 cm）。肝性脑病患者灌肠禁用肥皂水，以减少氨的产生和吸收；充血性心力衰竭和水钠潴留患者禁用 0.9% 氯化钠溶液灌肠。准确掌握灌肠时溶液的温度、浓度、流速、压力和溶液的量。灌肠过程中随时注意观察患者病情变化，如发现脉搏细速、面色苍白、出冷汗、剧烈腹痛、心慌气急等，应立即停止灌肠并及时与医生联系，采取急救措施。

2. 保留灌肠法

将药物灌入直肠或结肠内，通过肠黏膜吸收达到治疗疾病的目的。

（1）目的

①镇静、催眠。②灌入药液治疗慢性盆腔炎，慢性肾功能衰竭、肠道感染等疾病。

（2）评估

①患者的年龄、病情、临床诊断及治疗情况。②患者对保留灌肠的认识及合作程度。③患者排便情况、肠道病变部位。④肛周皮肤、黏膜情况。

（3）操作前准备

护士准备：衣帽整齐，洗手，戴口罩。

用物准备：注洗器、一次性使用肛管、温开水 5 ～ 10 mL、血管钳、液状石蜡、手套、卫生纸、垫巾、小垫枕。根据医嘱准备灌肠液，灌肠溶液量不超过 200 mL，溶液温度 38℃。常用溶液，镇静催眠用 10% 水合氯醛；肠道抗感染用 2% 小檗碱，0.5% ～ 1% 新霉素或其他抗生素溶液。

患者准备：患者了解保留灌肠的目的，操作过程、配合要点及注意事项。清醒者嘱其自行清洗肛门。

环境准备：关闭门窗、调节室温、屏风遮挡，请探视者回避。

（4）实施

保留灌肠法的具体护理操作见表 5–4。

表 5–4　保留灌肠法

操作步骤	操作说明	操作要点
核对、解释	按医嘱备药，核对患者的床号、姓名，灌肠液的名称、浓度、剂量灌肠方法等	认真执行查对制度 确认患者
准备体位	根据病情选择不同的卧位，双腿屈膝，褪裤至膝部，臀部移至床沿，抬高臀部并于臀下垫枕，垫巾，使臀部抬高约 10 cm	保留灌肠以晚上睡眠前 30 ～ 60 min 灌肠为宜，因此时患者活动减少，药液易于保留吸收 慢性细菌性痢疾患者，取左侧卧位；阿米巴痢疾患者，取右侧卧位 抬高臀部防止药液溢出，易于插入
戴手套、抽灌肠液、连接肛管	戴无菌手套，注洗器抽吸灌肠液，连接肛管，润滑肛管前端	
插肛管、注入灌肠液	排气，左手分开臀部，暴露肛门，嘱深呼吸，右手将肛管轻轻插入 15 ～ 20 cm（成人），5 ～ 7.5 cm（幼儿），2.5 ～ 4 cm（婴儿），固定肛管，缓慢注入灌肠液	注入速度不得过快，以免刺激肠黏膜，引起排便反射
观察	注入灌肠液期间，注意观察反应，询问有无不适，如感觉腹胀或有便意，可嘱其张口深呼吸以放松腹部肌肉，并减慢推药速度或暂停片刻	使灌入的药液能保留较长时间，利于药物的吸收
冲管、拔管	注毕，再注入少量（5 ～ 10 mL）温开水，抬高肛管，以冲净管内药液，拔出肛管，擦净肛门。取下手套，协助患者取舒适的卧位，嘱其尽量保留 1 h 以上再排便，对不能下床的患者，给予便盆	注意观察患者反应
操作后处理	整理床单位，开窗通风，观察大便性状，必要时留取标本送检 洗手，记录	记录灌肠时间、灌肠液的种类和量

（5）评价

护患沟通有效，患者情绪稳定，愿意接受灌肠术并积极配合。患者及家属能理解灌肠的目的，了解灌肠相关知识。护士能严格执行操作规程，无差错事故发生，操作程序清晰规范。

（6）注意事项

了解保留灌肠的目的和病变部位，以确定患者的卧位和插入肛管的深度。

保留灌肠最好在晚上患者睡觉前实施，避免下床活动影响药物在肠腔内的保留。

保留灌肠时，应选择较细的肛管并且插入要深，液量不宜过多，压力要小，灌入速度宜慢，以减少刺激，使灌入的药液能保留较长时间，有利于肠黏膜吸收。

（二）口服高渗溶液清洁肠道

高渗溶液进入肠道，在肠道内形成高渗环境，使肠道内水分大量增加，从而软化粪便，刺激肠蠕动，加速排便，达到清洁肠道的目的。适用于直肠、结肠检查和手术前肠道准备。常用溶液有硫酸镁、甘露醇等。

1. 甘露醇法

患者术前 3 d 进半流质饮食，术前 1 d 进流质饮食，术前 1 d 下午 2:00—4:00，口服甘露醇溶液 1 500 mL（20% 甘露醇 500 mL 加 5% 葡萄糖 1 000 mL，混匀）。

2. 硫酸镁法

患者术前 3 d 进半流质饮食，每晚口服 50% 硫酸镁 10 ~ 30 mL。术前 1 d 进流质饮食，术前 1 d 下午 2:00—4:00，口服 25% 硫酸镁 200 mL（50% 硫酸镁 100 mL 加 5% 葡萄糖盐水 100 mL），然后再口服温开水 1 000 mL。一般服后 15 ~ 30 min 即可反复自行排便，2 ~ 3 h 可排 2 ~ 5 次。

（三）肛管排气法

肛管排气法是指将肛管由肛门插入直肠，以排除肠腔内积气的方法。

1. 目的

帮助患者解除肠腔积气，减轻腹胀。

2. 评估

患者的年龄、病情、临床诊断及治疗情况。

患者对肛管排气的认识及合作程度。

排便情况、肠道病变部位。

腹胀情况。

3. 操作前准备

（1）护士准备

衣帽整齐，洗手，戴口罩。

（2）用物准备

连接导管、肛管、玻璃瓶（内盛 3/4 体积的水）、润滑油、棉签、卫生纸、胶布条、手套。

（3）患者准备

患者了解肛管排气的目的、操作过程、配合要点。

（4）环境准备

关闭门窗、调节室温、屏风遮挡，请探视者回避。

4. 实施

肛管排气法的具体护理操作见表 5–6。

表 5–6　肛管排气法

操作步骤	操作说明	操作要点
核对、解释	携用物至床旁，核对患者床号、姓名，再次向患者说明操作目的及有关事项	确认患者 取得患者配合
体位	协助患者取左侧卧位，暴露肛门	
接排气装置	将玻璃瓶放置妥当，导管一端插入水中，另一端接肛管	导管末端保持在液面下，以利于观察排气的状况
插管、排气	戴手套，润滑肛管前端后插入直肠 15 ~ 18 cm，固定后观察排气情况，如排气不畅，可帮助转换体位、按摩腹部，以助气体排出	减少肛管对直肠的刺激 若有气体排出，可见瓶内液面下有气泡逸出
保留后拔管	保留肛管一般不超过 20 min，拔管后，清洁肛门，整理用物	长时间留置肛管，会减少肛门括约肌的反应，甚至导致括约肌永久性松弛
操作后处理	协助患者穿好裤子，取舒适的卧位，整理床单位	需要时，2 ~ 3 h 再行肛管排气

5. 评价

护士能严格执行操作规程，操作程序清晰规范。护患沟通有效，患者情绪稳定，愿意接受肛管排气法并积极配合。肛管插入的深度合适，留置时间正确。注意关心和保护患者。

6. 注意事项

向患者及亲属讲解避免腹胀的方法，如增加活动、正确选择饮食的种类。

指导患者保持健康的生活习惯。

了解与患者沟通方法，使患者能正确配合。

参考文献

[1] 白凤霞，史素杰，卜小丽 . 基础护理操作技术 [M]. 兰州：兰州大学出版社，2017.
[2] 白志芳 . 实用临床护理技术与操作规范 [M]. 长沙：湖南科学技术出版社，2019.
[3] 毕艳贞 . 实用临床护理技术与应用 [M]. 南昌：江西科学技术出版社，2022.
[4] 陈嘉，杨敏 . 常用临床护理操作技术程序 [M]. 长沙：湖南科学技术出版社，2018.
[5] 崔文娟，卢林，高卫卫，等 . 现代临床常见疾病护理规范 [M]. 青岛：中国海洋大学出版社，2023.
[6] 豆欣蔓 . 基础护理操作技能 [M]. 兰州：兰州大学出版社，2021.
[7] 窦超 . 临床护理规范与护理管理 [M]. 北京：科学技术文献出版社，2020.
[8] 樊子双 . 基础护理学理论研究与应用 [M]. 长春：吉林科学技术出版社，2019.
[9] 范德花 . 实用护理规范与操作 [M]. 北京：中国纺织出版社，2019.
[10] 房名琴 . 临床护理技术操作并发症的预防及处理规范 [M]. 武汉：湖北科学技术出版社，2018.
[11] 冯青静，盛忠琴，任宽 . 常见护理技术操作规范 [M]. 北京：华龄出版社，2019.
[12] 高梅岭 . 实用临床护理 [M]. 长春：吉林科学技术出版社，2017.
[13] 胡雪慧，柏亚玲，张敏 . 护理工作规范与管理流程 [M]. 西安：第四军医大学出版社，2017.
[14] 黄粉莲 . 新编实用临床护理技术 [M]. 长春：吉林科学技术出版社，2021.
[15] 蒋薇，向婕副 . 护理学基础 [M]. 重庆：重庆大学出版社，2023.
[16] 李春梅 . 护理学基础 [M]. 成都：西南交通大学出版社，2022.
[17] 李小峰，陈晓娟，陈腊年，等 . 临床护理操作规程 [M]. 武汉：华中科技大学出版社，2017.
[18] 李艳 . 基础护理学 [M]. 武汉：华中科技大学出版社，2020.
[19] 李艳丽 . 实用护理操作与规范 [M]. 长春：吉林科学技术出版社，2019.
[20] 刘于，于明峰 . 常用护理技术操作规范・思维导图 [M]. 武汉：华中科技大学出版社，2022.
[21] 龙亚香，江月英，刘玉华 . 基础护理技术 [M]. 武汉：华中科技大学出版社，2017.
[22] 马莉莉 . 实用临床护理指南 [M]. 长春：吉林科学技术出版社，2019.
[23] 逄金伟 . 临床护理规范与实践精要 [M]. 长春：吉林科学技术出版社，2022.
[24] 秦月玲，古红岩，朱林林，等 . 实用专科护理技术规范 [M]. 哈尔滨：黑龙江科学技术出版社，2022.
[25] 孙亚平 . 现代护理技术规范与研究 [M]. 武汉：湖北科学技术出版社，2022.
[26] 万霞 . 现代专科护理及护理实践 [M]. 开封：河南大学出版社，2020.
[27] 王海媛，刘霞，王媛媛，等 . 实用临床护理规范 [M]. 长春：吉林科学技术出版社，2019.
[28] 王虹 . 实用临床护理指南 [M]. 天津：天津科学技术出版社，2020.
[29] 魏燕 . 实用临床护理实践 [M]. 长春：吉林科学技术出版社，2019.
[30] 温贤秀，肖静蓉，李苏 . 实用临床护理操作规范：新编 [M]. 成都：西南交通大学出版社，2018.

[31] 吴燕 . 实用临床护理操作规程 [M]. 上海：复旦大学出版社，2023.
[32] 熊振芳，李春卉，陈丽 . 基础护理学 [M]. 武汉：华中科技大学出版社，2017.
[33] 徐筱萍，赵慧华 . 基础护理 [M]. 上海：复旦大学出版社，2015.
[34] 杨运霞，苟敏，包龙梅 . 临床护理实习指导手册 [M]. 武汉：华中科技大学出版社，2019.
[35] 张风英 . 实用临床护理指南 [M]. 长春：吉林科学技术出版社，2019.
[36] 张迎霞 . 护理学基础 [M]. 青岛：中国海洋大学出版社，2016.
[37] 潘瑞红，揭海霞，王青，等 . 基础护理技术操作规范 [M]. 武汉：华中科技大学出版社，2015.
[38] 郑旭娟 . 基础护理学技能 [M]. 西安：西北大学出版社，2021.
[39] 周秉霞 . 实用护理技术规范 [M]. 长春：吉林科学技术出版社，2019.
[40] 周英，赵静，孙欣 . 实用临床护理 [M]. 长春：吉林科学技术出版社，2019.